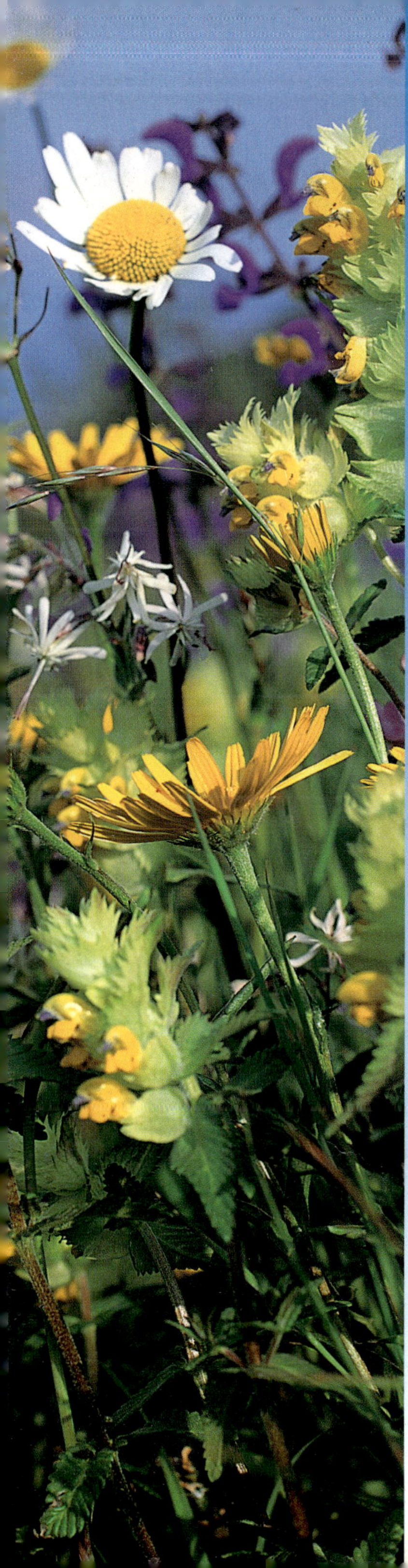

Hilfe aus der Natur

Immer mehr Eltern möchten ihren Kindern im Krankheitsfall mit natürlichen Heilmitteln helfen, statt mit Antibiotika oder Fieberzäpfchen die Symptome zu bekämpfen.
Dieses Buch – eine Neuausgabe mit unverändertem Inhalt – hilft Ihnen dabei, Störungen und Erkrankungen frühzeitig zu erkennen und eigenverantwortlich zu behandeln. Vom Säuglingsalter bis zur Pubertät beschreibe ich Ihnen die häufigsten Krankheiten, nenne Ihnen das passende Heilmittel und seine Anwendung und zeige die Grenzen der Selbstbehandlung auf. Sie können darauf vertrauen, daß die Behandlung mit Naturheilmitteln die Selbstheilungskräfte Ihres Kindes wieder zur vollen Entfaltung bringt und seine Abwehrkräfte stärkt.

Dr. med. H. Michael Stellmann

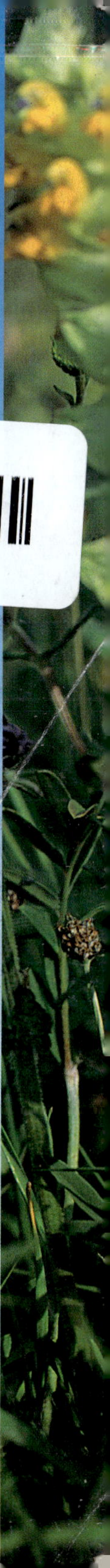

INHALT

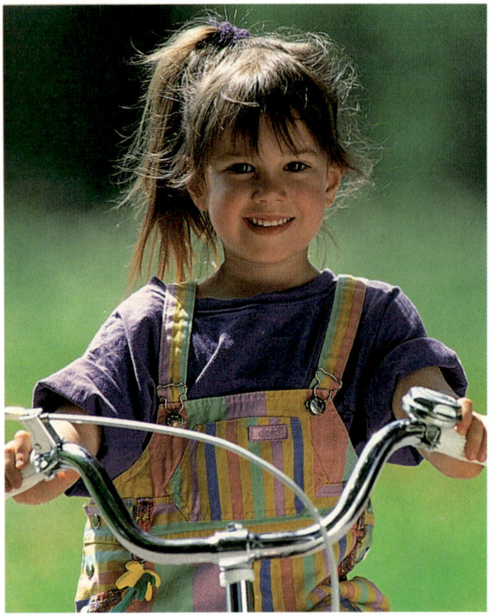

INFORMATION

BEHANDLUNG

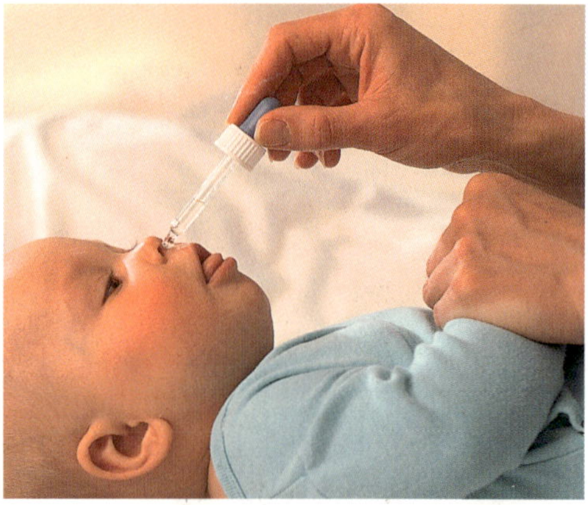

INHALT

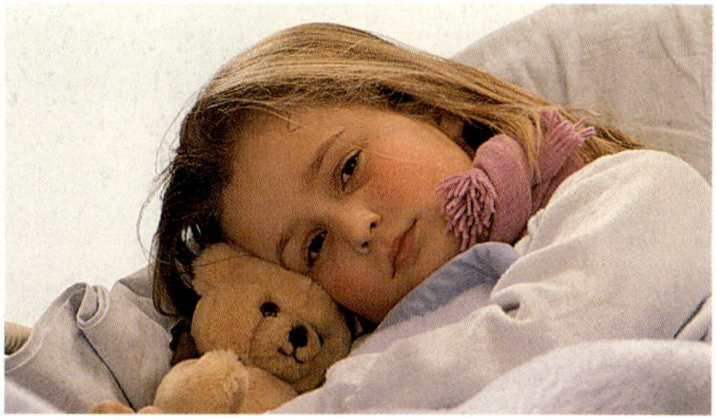

ZUM NACHSCHLAGEN

Die natürliche Entwicklung

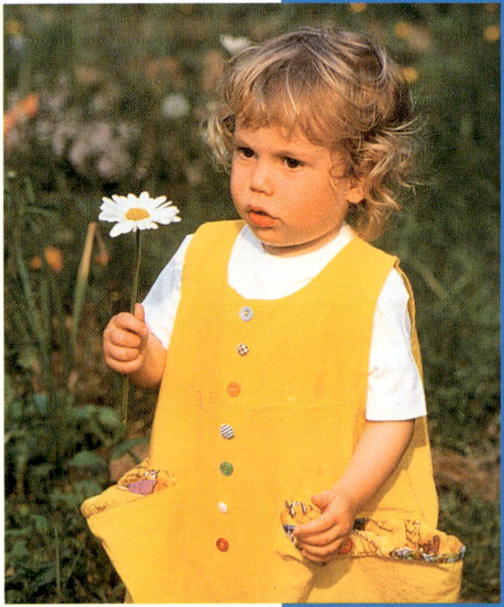

Lassen Sie sich beim Heranwachsen Ihres Kindes immer von dem Gedanken leiten, daß seine seelische und geistige Entwicklung genauso wichtig ist wie das körperliche Gedeihen. Jedes Kind ist eine eigene Persönlichkeit; folgen Sie Ihrem Instinkt und schenken Sie Ihrem Kind viel Zeit und Zuwendung, damit sich alle seine Eigenschaften und Fähigkeiten ausbilden können.

An die Eltern

Eltern, die mit ihren Kindern zu mir in die Sprechstunde kommen, haben oft einen langen Weg hinter sich, der sie von Arzt zu Arzt führte. Nun wollen sie es mit der Naturmedizin versuchen. Manche gehen dabei von der falschen Vorstellung aus, daß die Behandlung sofort helfen und wenig Mühe machen soll. Sie müssen lernen, daß eine naturgemäße Behandlung Zeit und Geduld erfordert und die Bereitschaft, auch Verantwortung zu übernehmen. Wurden bei einem Kind Krankheiten immer wieder durch Antibiotika oder fiebersenkende Mittel unterdrückt, muß der Organismus zunächst davon befreit werden – nur so können sich seine Selbstheilungskräfte wieder voll entfalten.

Auf Ihre Mitarbeit kommt es an

Im folgenden erkläre ich Ihnen das Wesen der naturgemäßen Behandlung. Lesen Sie bitte diesen Teil zuerst, damit Sie bei der Lektüre der Krankheitskapitel verstehen, wie das Zusammenspiel der Selbstheilungskräfte des Körpers und der naturmedizinischen Behandlung funktioniert.

Was ist Gesundheit, was ist Krankheit?

Hippokrates, Arzt der Antike, hat Gesundheit als das Gleichgewicht aller im Menschen wirkenden Kräfte gesehen; eine Erkrankung tritt auf, wenn dieses Gleichgewicht durch einseitige Beanspruchung unserer Kräfte gestört ist. Mit unserem Körper sind wir Teil der Natur; das, was im Laufe unseres Lebens seelisch und geistig in uns wirksam wird, unterscheidet uns von ihr. Aus der Gegensätzlichkeit von lebendiger Körperlichkeit einerseits und beseeltem Geist andererseits haben sich die für uns Menschen spezifischen Eigenschaften entwickelt: der aufrechte Gang, die Sprache, das Denken. In dieser Polarität liegt auch die Ursache für Krankheiten, die uns in verschiedenen Ausprägungen heimsuchen.

Für die kindliche Entwicklung sind Krankheiten oft »not-wendig«

Krankheit bedeutet in diesem Sinn Wiederherstellung des Gleichgewichts – so gesehen ist sie der größte Schutz zur Verteidigung unseres Lebens. Lassen Sie Ihrem Kind zur Entwicklung und Überwindung der Krankheit die notwendige Zeit; unterstützen Sie sein

Bemühen, mit Hilfe der Krankheit zurückzufinden zur Gesundheit. Wir sollten eine Krankheit als Signal verstehen, unsere Situation oder die unseres Kindes in bezug auf Ausgewogenheit zu überprüfen.

Behandelt wird die Krankheitsursache

Bei der naturgemäßen Behandlung geht man davon aus, daß Körper, Seele und Geist eine Einheit sind – dieser ganzheitliche Ansatz findet sich auch in der von Rudolf Steiner begründeten Anthroposophie. Der mit Medikamenten aus der Natur arbeitende Arzt versucht, die vielfältig miteinander verflochtenen körperlichen und seelischen Symptome in ihrer Gesamtheit zu erfassen. Er behandelt nicht nur ein Krankheitssymptom, sondern den ganzen Menschen.

Naturheilverfahren und naturgemäße Behandlung

Naturheilkunde ist Erfahrungsheilkunde, aber auch Erkentnisheilkunde. Sie wendet Heilmethoden und -mittel an, die sich in Jahrhunderten bewährt haben. Ihre Anfänge gehen zurück auf die Ärzte der Antike. Es werden ausschließlich Heilmittel eingesetzt, die aus der Natur kommen. Hierzu gehören pflanzliche Heilmittel, Homöopathika, gewonnen aus Natursubstanzen, die vollwertige Ernährung, Wasser-, Moor- und Heilerde-Anwendungen, Klimakuren. Bei Kindern sind auch Ruhe und Wärme wichtige Heilungsfaktoren! Ziel der naturgemäßen Behandlung ist es, die Selbstheilungskräfte des Menschen zu aktivieren und gleichzeitig jede körperliche Schädigung zu vermeiden. Das bedeutet auch, daß der Patient, wenn nötig, seine Lebensweise umstellen muß. Als Behandlung habe ich häufig die vollwertige Ernährung empfohlen, denn falsche Ernährung bedeutet auf Dauer körperliche Schädigung.

Eine wesentliche Voraussetzung dafür, daß Naturheilverfahren eine Krankheit heilen, ist die Mitwirkung des Patienten, in unserem Fall die der Eltern.

Geduld und Sorgfalt sind wichtig

Da natürliche Heilmittel auf die Krankheitsursache zielen, wirken sie nicht immer sofort, sondern bewirken eine Umstimmung im Körper, die sich – soll sie dauerhaft sein – nur allmählich vollziehen kann.

Bedenken Sie, daß jedes Medikament, auch eines, das nur natürliche Substanzen enthält, unerwünschte Nebenwirkungen haben kann, und führen Sie alle Maßnahmen gewissenhaft durch.

Umstellung auf naturgemäße Behandlung

Allmählich umstimmen

Die naturgemäße Behandlung aktiviert die Selbstheilungskräfte des Körpers; es empfiehlt sich, den kindlichen Organismus während einer gesunden Periode ein- und umzustimmen – unter anderem durch die Ernährungsumstellung und die Symbioselenkung. Während eines Krankheitszustandes muß dieser Wechsel Schritt für Schritt durch einen erfahrenen Therapeuten vollzogen werden.
Wurden bei Ihrem Kind Krankheiten häufig durch Antibiotika oder fiebersenkende Mittel unterdrückt, können sich durch die Umstellung zunächst Fieber, Kopfschmerzen oder Verdauungsstörungen einstellen. Eine solche Reaktion ist positiv zu werten: Sie beweist, daß der Körper seine Abwehrkräfte mobilisiert.

Vertrauen Sie den Heilkräften der Natur

Beachten Sie bitte die Grenzen der Selbstbehandlung

Es versteht sich von selbst, daß die Anleitung zur selbständigen Behandlung Ihres Kindes auf leichtere Beschwerden und Krankheiten beschränkt bleiben muß. Die Grenzen der Selbstbehandlung habe ich jeweils aufgezeigt. Abklärung durch den Arzt Ihres Vertrauens darf, wo es notwendig ist, keinesfalls versäumt werden.
Machen Sie sich bitte vertraut mit Wirkungsweise und Anwendung der Heilmittel und Behandlungsmethoden (Seite 47), bevor Sie Ihr Kind behandeln. Vielleicht sind Sie dennoch zunächst unsicher; das ist nicht ungewöhnlich. Aber von Mal zu Mal werden Sie an Sicherheit gewinnen: Sie entwickeln ein Gefühl für die Reaktionen des kindlichen Körpers und die Signale der kindlichen Seele. Sie lernen, den Selbstheilungskräften Ihres Kindes, die durch eine Behandlung mit Naturheilmitteln wieder zur vollen Entfaltung kommen, zu vertrauen; damit wird es Ihnen leichter fallen, die Verantwortung für Gesundheit und Wohlbefinden Ihres Kindes zu übernehmen.
Glauben Sie mir: Furcht und Bequemlichkeit sind schlechte Ratgeber; sie versperren den Weg, der von uns zu unseren Kindern führt.

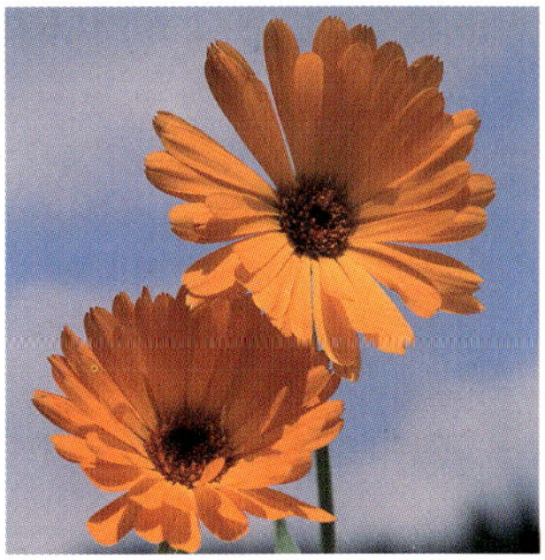

In Salben, Ölen und Essenzen kommen die Wirkstoffe der Ringelblume (Calendula) zum Einsatz.

Während der Schwangerschaft

Als werdende Mutter müssen Sie Ihre Lebensgewohnheiten keineswegs radikal ändern. Wenn Sie ein Mensch mit ausgeprägtem Bewegungsdrang sind, dann bewegen Sie sich auch jetzt viel – ist eher das Gegenteil der Fall, dann beginnen Sie nicht gerade in der Schwangerschaft mit einem körperlichen Training. Folgen Sie nur Ihrem Bedürfnis.

Mineralien für Schwangere?
Bei einer vollwertigen Kost müssen Sie in der Regel Mineralien, Vitamine oder Eisenpräparate nicht zusätzlich einnehmen. Tritt jedoch vermehrt Müdigkeit auf, dann empfehle ich Ihnen Schlehenelixier – dreimal täglich vor dem Essen einen Eßlöffel voll. Um zu verhindern, daß es durch die Kalkanforderungen des Kindes bei der Mutter zu Schäden vor allem an den Zähnen kommt, und um die kindliche Zahnbildung zu fördern, ist vom vierten Schwangerschaftsmonat an die Einnahme von Aufbaukalk 1 und 2 (Firma Weleda) ratsam.

Verzichten Sie auf Alkohol und Nikotin

Alkohol und Nikotin sind Gifte; sie passieren im Mutterleib die Schranke zwischen Mutter und Kind. Die Folge von Alkohol während der Schwangerschaft ist eine schlechtere Ausbildung aller Organe, vor allem des Gehirns und der Leber. Kinder von Trinkern sind geistig meist erheblich gestört und zeigen eine verzögerte allgemeine Entwicklung. Deshalb sollten Sie während der Schwangerschaft möglichst keinen Alkohol trinken.
Raucherinnen ist zu sagen, daß Nikotin und seine Verbrennungsrückstände vor allem Gefäßgifte sind, die beim Kind zumindest eine erhöhte Infektanfälligkeit bewirken können, gelegentlich auch eine verlangsamte allgemeine Entwicklung.

Die richtige Ernährung

Nicht zu viele Süßigkeiten, möglichst keine Fertigprodukte

Die kindliche Entwicklung im Mutterleib kann durch die Qualität der Nahrungsmittel wesentlich beeinflußt werden. Bemühen Sie sich deshalb während dieser Zeit darum, die Ernährung aus Produkten zusammenzustellen, die ohne chemische Zusätze gedüngt wurden. Essen Sie nicht zuviel Eiweiß, ein frisches Ei muß ja nicht täglich sein; bei Süßigkeiten etwas Disziplin üben: Fertigprodukte sind immer denaturiert und künstlich präpariert; schwarzer Tee und Kaffee vielleicht etwas schwächer. Fleisch am besten nur von Rind, Lamm oder Wild, Schweine- und Kalbfleisch sollten Sie möglichst meiden; Schweinen und Kälbern werden bei der Aufzucht häufig Wachstumszusätze von zweifelhafter Qualität (Antibiotika, Hormone) ins Futter gemischt. Essen Sie möglichst keine Wurst; Wurstwaren werden aus Fleisch minderer Qualität hergestellt mit unkontrollierbaren Zusätzen, außerdem enthalten sie in der Regel sehr viel Fett. Sie sollten Getreidekost bevorzugen und Milch, an Süßmilch, wenn sie Ihnen schmeckt, bis zu einem Liter täglich, außerdem Obst und Gemüse; in diesen Nahrungsmitteln ist das Eiweiß, das Sie brauchen, in ausreichender Menge enthalten. Besonders gut werden jetzt Sauermilchprodukte vertragen, also Quark, Bioghurt, Kefir. Dunklem, älterem Vollkornbrot sollten Sie den Vorzug geben vor frischem, hellem ausgemahlenem Brot aus Getreide. Essen Sie viel Salat mit frischen Kräutern; seien Sie etwas vorsichtig mit Salz, würzen Sie – statt mit scharfen Gewürzen – lieber mit getrockneten oder frischen Kräutern. Auf Seite 120 habe ich Ihnen Ernährungsratgeber empfohlen, die Ihnen auch bei der Ernährung in der Schwangerschaft helfen können.

Vollwertig ernähren mit Getreide, Obst, Gemüse und Milchprodukten

Auf eine regelmäßige Verdauung sollten Sie achten. Unterstützend wirkt Schlackenkost, also Kleie und Vollkornbrot. Zusätzlich essen Sie zum Frühstück 4 oder 5 am Abend zuvor eingeweichte Feigen oder Pflaumen, die Sie langsam kauen.

Bei rascher Gewichtszunahme, bei Anschwellen der Beine, beim Auftreten von Ödemen auch im Gesicht müssen Sie ärztlichen Rat einholen.

Den Arzt fragen

Harmonie und Ruhe

Um nun die schöne Zeit der Schwangerschaft noch mehr zu harmonisieren, sozusagen zur Ernährung Ihrer Seele, verordnen Sie sich selbst Ruhe und Ausgeglichenheit. Ziehen Sie sich von zuviel Lärm zurück. Dauernde Berieselung durch Radiomusik oder häufiges Fernsehen stört Ihr Kind bestimmt. Versuchen Sie, sich nicht zu zerstreuen, sondern zu sammeln.

Vorbereitung auf die Geburt

In vielen Städten finden sich werdende Mütter unter Leitung erfahrener Hebammen oder Krankengymnastinnen zusammen, um sich durch Aufklärung, Entspannungsübungen und das Erlernen der richtigen Atmung auf die Geburt ihres Kindes vorzubereiten. Bei der Klärung der Frage, ob bei Ihnen eine Hausgeburt möglich oder eine Entbindung in der Klinik besser ist, berät Sie Ihr Frauenarzt. Voraussetzungen für eine Hausentbindung sind: Ruhe zu Hause, gute Pflege durch Mutter oder Ehemann und Entlastung im Haushalt. Ist dies nicht gegeben, muß zur Klinikgeburt geraten werden.

Der Säugling

Die ersten Stunden, die ersten Tage

Die Niederkunft beendet die große Aufgabe der Schwangerschaft. Mit dem ersten Schrei, der das neue Leben ankündigt und zur Entfaltung der Lungen führt, beginnt für Sie die Fürsorge für das Neugeborene. Bitten Sie darum, daß Ihr Kind nach der Geburt nur kurz mit Wasser abgewaschen und nicht abgeseift wird, damit die weiße, fettige Schicht, von der das Kind eingehüllt ist, erhalten bleibt. Diese Fettschicht – unschön und unzutreffend »Käseschmiere« genannt – dient in den ersten Lebensaugenblicken als Nahrung, Wärmeschutz und Hautpflege.

Sie sollten Ihren Säugling auch nicht filmen oder fotografieren lassen – das Blitzlicht hat schon manches Neugeborene und manchen älteren Säugling so erschreckt (Schock), daß lange Zeit die Nachtruhe erheblich gestört war.

Warm eingehüllt fühlt sich Ihr Neugeborenes geborgen wie im Mutterleib.

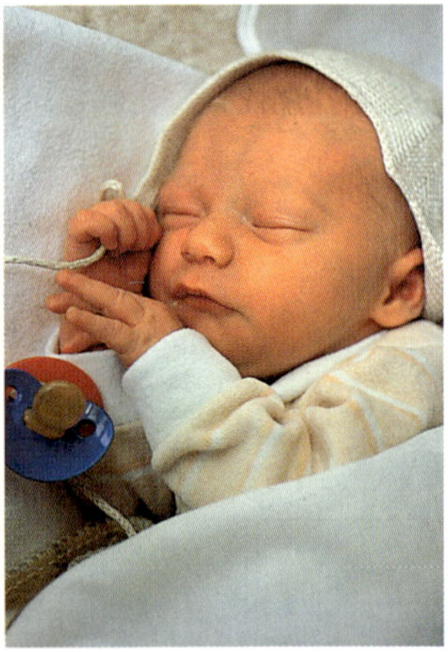

Die Wärme des Mutterleibes nachahmen

Zum Schutz des Kindes ist von Anfang an auf seinen Wärmehaushalt zu achten. Sie müssen versuchen, das gleichmäßig Umhüllende des Mutterleibes nachzuahmen; das heißt Sie müssen Ihrem Kind den Temperaturwechsel von konstant 37 °C während der Schwangerschaft zu den Lufttemperaturen ohne allzu große Einbrüche ermöglichen.

Ziehen Sie ihm wollene Wäsche an, setzen Sie ihm immer ein Mützchen aus Baumwolle oder Batist auf, sonst strahlt durch die Schädeloberfläche zuviel Wärme ab. Prüfen Sie immer wieder Händchen und

Füßchen, ob sie kalt sind; ist das der Fall, dann müssen Sie eine in Tücher gewickelte Wärmeflasche mit in die Wiege geben.

Wärme ist wichtig!

Sollte Ihr Neugeborenes eine starke oder länger anhaltende Gelbsucht haben, so ist noch sorgfältiger darauf zu achten, daß die Wärme konstant ist, denn durch gleichbleibende Wärme kommt es, von speziellen Ausnahmen abgesehen, rasch und auf natürliche Weise zu einer Normalisierung der Hautfarbe.

Eine gut gepolsterte Wiege ist sicher besser als ein Korb oder ein Bettchen. Am vorteilhaftesten steht sie neben Ihrem Bett, dann müssen Sie nicht jedesmal aufstehen, wenn Ihr Kind unruhig wird, sondern können die Wiege vom Bett aus sanft bewegen. Denn das Wiegen des Kindes ist immer noch das beste Beruhigungsmittel.

Frische Luft von Anfang an

Wenn Sie Ihr Kind gut zudecken, dann kann das Zimmer normal temperiert sein und häufig gelüftet werden. Direkte Lichteinwirkung müssen Sie zunächst etwas dämpfen, zum Beispiel durch einen zarten lichten »Himmel« über der Wiege.

Das Urbedürfnis des Säuglings: die Nahrung

Schon wenige Stunden nach der Geburt sollten Sie versuchen, Ihr Kind zum Stillen an Ihre Brust zu legen. Sie regen dadurch die Brust zur Milchbildung an, und das Kind erhält die besonders wertvolle Vormilch. Wenn Sie in den letzten Monaten der Schwangerschaft die Brustwarze täglich mit etwas Zitronensaft beträufelt haben, dann hat sie eine Festigkeit erhalten, die es dem Kind leichter macht zu lernen, mit ihr umzugehen. Erst während der Stillzeit wird die Brustwarze mit einer Salbe oder etwas Öl gepflegt (*Calendula-Salbe* der Firmen Weleda und Wala, *Calendula-Öl*). Vertragen Sie kein Fett an der Haut, dann nehmen Sie *Wund- und Brandgel* (Firma Wala).

Die Vorteile des Stillens

Brustkinder gedeihen problemlos, sie sind weniger anfällig für Infekte als Flaschenkinder, Verdauungsstörungen sind bei ihnen kaum zu beobachten.

Dazu kommt, daß die Milchbildung in der Mutterbrust die Rückbildung der Gebärmutter fördert und eine Brust, die einmal Milch gebildet hat, für geschwürige Erkrankungen weniger anfällig ist. Daß sich die Brust durch Stillen verformt, wie viele Frauen befürchten, stimmt nicht.

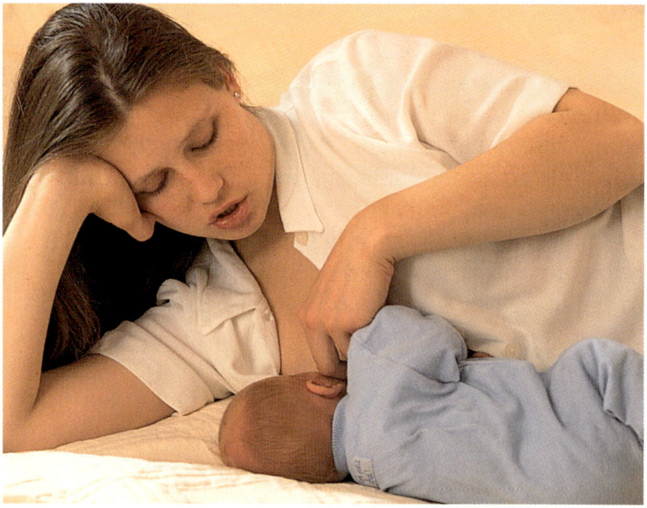

Beim Stillen erfährt der Säugling Zuneigung und Nähe der Mutter, außerdem bekommt er alle Nährstoffe, die er braucht.

Alle vier Stunden die Brust geben

Der Rhythmus des Stillens

In der ersten Zeit legen Sie Ihr Kind täglich sechs- bis achtmal an – je nach Verlangen. Nach sechs Wochen sollten Sie es langsam an einen Vierstundenrhythmus (plus/minus eine halbe Stunde) gewöhnt haben. Den Zeitaufwand für das Stillen sollten Sie Schritt für Schritt auf jeweils eine Viertelstunde reduzieren, nicht nur aus Gründen der Zeitersparnis, sondern auch, um zu verhindern, daß Ihr Kind mit der empfindlichen Brustwarze spielt; dadurch könnte eine Brustentzündung entstehen. Wird es zwischen den Mahlzeiten unruhig, so »stillen« Sie es bitte nicht durch Stillen, sondern versuchen Sie, es durch Wiegen oder Schaukeln zu beruhigen. Was Sie tun können, wenn das nichts nützt oder wenn sich nicht genug Milch bildet, können Sie auf den Seiten 101 und 26 nachlesen.

Wichtiges zur Pflege

Entgegen der landläufigen Meinung, man müsse einen Säugling täglich baden, bin ich der Ansicht, daß ein ein- bis zweimaliges Baden pro Woche ausreicht. Bei täglichem Baden waschen Sie zuviel vom körpereigenen Fett ab, um es durch ein künstliches, das Baby-Hautöl, zu ersetzen. Sie sollten Ihr Kind nur einölen, wenn es eine trockene Haut hat, dazu nehmen Sie am besten *Calendula-Öl.*

Die praktischen Papierwindeln sollten Sie nachts durch Stoffwindeln ersetzen, um zu verhindern, daß sich Ihr Kind wundliegt. Bei empfindlicher Haut ist von Papierwindeln abzuraten.
Die Ohren bitte nur äußerlich reinigen, und zwar mit einem in *Calendula-Öl* getränkten Wattebausch – nicht mit Wattestäbchen.

Ihr Kind braucht Zuwendung
Führen Sie Ihr Kind behutsam und ohne Hast an den »Erdenrhythmus« heran; tragen Sie Sorge, daß seine Grundbedürfnisse Nahrung, Ruhe und Wärme gestillt sind, und vor allem: Geben Sie Ihrem Kind die Zärtlichkeit und Aufmerksamkeit, die es braucht – und das ist viel!

Ausführlicher Rat für die Kinderpflege kann hier nicht gegeben werden; Bücher, die Ihnen in meinem Sinn weiterhelfen können, sind auf Seite 120 genannt.

Besonderheiten in den ersten Wochen

Immer wieder kommt es in den ersten Lebenswochen zu leichten Blutungen am Nabel, die für junge Mütter oft besorgniserregend aussehen, jedoch in der Regel harmlos sind. Der Nabel wird mit *Arnika-Essenz* beträufelt und danach mit *Wecesin-Puder* bestäubt. Sollte sich Sekret absondern oder sollte eine Entzündung beginnen, ist die Vorstellung des Kindes beim Arzt notwendig.

Häufige Erkrankungen von Neugeborenen:

- *Nabelblutungen*
- *Blutgefäßerweiterungen*
- *Geschwollene Brust*
- *Kopfgeschwulst*
- *Nabellücke, Nabelbruch*

Blutschwämmchen, das sind Blutgefäßerweiterungen in der äußeren Hautschicht, mit denen die Kinder geboren werden und deren Ursache unbekannt ist, wachsen in der Regel – gleichgültig, wo sie lokalisiert sind – im ersten halben Jahr noch etwas weiter. Sie können dicker werden und auch größer. Danach jedoch blassen sie allmählich ab, sie verkleinern sich und sind nach drei Jahren verschwunden, ohne Narben zurückzulassen. Warten Sie also in Ruhe diese Entwicklung ab, Ihre Geduld wird sich lohnen.
Die Entfernung des Blutschwämmchens durch Operation, Verödung mittels Röntgen- oder Radiumtherapie oder Vereisung durch Kohlensäureschnee hinterläßt eine lebenslang mitwachsende Narbe.

Den Arzt fragen

Die Frage, ob eine Nabellücke, ein Nabelbruch, durch Verkleben oder andere Methoden zur Schließung gebracht werden soll, kann nur der Arzt nach einer Untersuchung beantworten.

TIP

Brustkindern geben Sie vor dem Anlegen das Medikament auf einem Löffel mit vorsichtig abgedrückter Muttermilch, Flaschenkindern wird es mit etwas Milch per Flasche gegeben.

Das Anschwellen der kleinen Kinderbrust, bedingt durch Hormone in der Muttermilch, ist ebenfalls harmlos, die Schwellungen bilden sich nach einigen Tagen von allein zurück.
Bei der Kopfgeschwulst, einem Bluterguß unter der Schädelknochenhaut, entstanden während der Geburt, machen Sie am besten Kompressen mit *Arnika-Essenz* (Seite 43) und geben *Arnika D6-RH* (Weleda), pro Mahlzeit 5 Tropfen. Sollte, was sehr selten vorkommt, der Erguß nicht nach 14 Tagen verschwunden sein, ist eine Vorstellung beim Arzt ratsam.

Die Seele erwacht

Ist Ihr Säugling einige Wochen alt, dann beobachten Sie – neben der körperlichen Entwicklung und Reifung – die ersten seelischen Regungen. Sein Lächeln zeigt Ihnen, daß er Sie erkennt, und Sie hören an seinem Weinen, ob er hungrig ist oder ob ihn nur die Nässe der Windeln stört. Sie spüren das Unverwechselbare Ihres Kindes: So schreit, lacht, erzählt oder weint nur das Ihre – die individuelle, eigenständige Persönlichkeit dieses kleinen Menschen beginnt sich zu entwickeln.

Jedes Kind ist eine unverwechselbare Persönlichkeit

In der Folgezeit sind die seelische und die geistige Entwicklung Ihres Kindes genauso wichtig wie sein körperliches Gedeihen. Dies müssen Sie bitte tief in sich aufnehmen, denn damit sind unsere Bemühungen

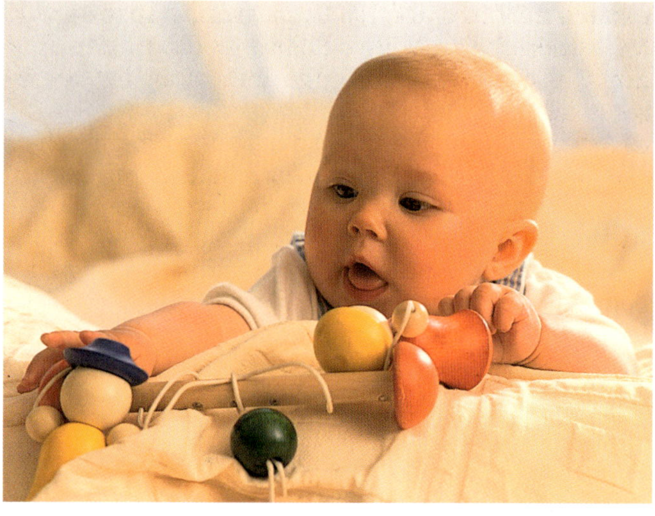

Das erste Greifen nach einem Spielzeug ist ein großer Moment in der Entwicklung eines Kindes.

um ein ganzheitliches naturgemäßes Heilen von Kinderkrankheiten eng verknüpft. Um den Zusammenklang in der Entwicklung von Seele, Geist und Körper möglichst harmonisch zu gestalten, müssen wir um Ruhe und Stetigkeit in Zuwendung und Erziehung bemüht sein. Außerdem um eine eigene innere Gelassenheit, um so unser Kind zu bewahren vor allen Einwirkungen, die von außen kommen und denen es noch nahezu schutzlos ausgesetzt ist.

Folgen Sie Ihrem Instinkt
Unser Ziel sollte es sein, alle im Kind wohnenden Eigenschaften und Fähigkeiten in Ruhe reifen zu lassen. Oft ist es besser, mehr dem eigenen Instinkt, der inneren Stimme zu vertrauen als gutgemeinten Ratschlägen oder gar Statistiken. Jeder heranwachsende Mensch ist eine eigene Persönlichkeit mit eigenen Gesetzen, die selten statistisch ermittelten Normen entsprechen.

Die ersten Zähne

Schreien, Durchfall, Unruhe

Eine Phase der Unruhe mit plötzlichem nächtlichem Aufschreien, Infektanfälligkeit, Temperaturerhöhungen und vermehrter Verdauung kann durch das Zahnen entstehen. Wann der erste Zahn kommt, ist individuell verschieden – mal schon im ersten Monat, mal erst im vierzehnten, wie überhaupt die Regel des Zahnens, auch in der Reihenfolge des Durchbrechens der Zähne, die Unregelmäßigkeit ist.
Hilfe können Sie geben, indem Sie sich von der Apotheke folgende Mischung bereiten lassen: *Chamomilla e radice D20, Aconit D10, Magnesium phosphoricum D6* – gemischt zu gleichen Teilen – morgens und abends je 5 Tropfen, zu Beginn des zweiten Lebensjahres je 7 Tropfen.

Daumenlutschen und Schnuller

Oft ist bei Kindern, schon beim Säugling, das Bedürfnis zu lutschen sehr ausgeprägt, so daß der Schnuller zu einem wichtigen Beruhigungsmittel werden kann. Nicht nur aus optischen und hygienischen Gründen ist jedoch dem Finger der Vorzug zu geben, sondern auch weil die eigenen Fingerchen immer ohne Schwierigkeiten selbständig zu finden sind. Und Ihnen bleibt dadurch manch nächtliches Aufstehen zur Suche des verlorenen Schnullers erspart. Ich vertrete – im Gegensatz zu einigen Kollegen – die Auffassung, daß

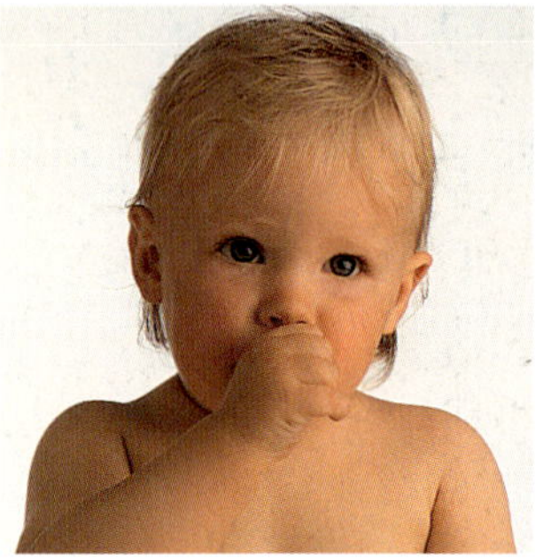

Der Daumen kann Beruhigungsmittel und Seelentröster sein und ist immer zur Stelle.

das vermehrte Lutschen ein Urbedürfnis des Kindes ist und daß es auch in späteren Jahren noch als erstklassiges, jederzeit greifbares Beruhigungsmittel dient. Daumen oder Fingerchen sind wie ein Freund, der nie etwas verlangt und immer zur Verfügung steht; so etwas haben wir in unserem ganzen Leben nie wieder. Meiner Erfahrung nach ist die positive Wirkung des Seelentrösters weit größer als die eventuellen negativen Folgen in Form eines nach außen gedrückten Oberkiefers, der etwa vom achten Lebensjahr an durch den Kieferorthopäden in Ordnung gebracht werden kann.

Muß ein Tragetuch oder ein Tragesack sein?

Das *längere* Tragen des jungen Säuglings in einem Babytragesack oder einem möglicherweise *nachlässig* gebundenen Tragetuch wirkt sich meiner Erfahrung nach auf lange Sicht eher negativ als positiv auf den kleinen Körper aus.
Die Lage des Kindes im ersten Lebensjahr ist die Horizontale, seine Rückenmuskulatur ist noch viel zu schwach, um sich richtig zu halten. Säuglinge, auf ungeschickte Weise an die Mutter gepreßt, sind, obwohl in der Wärme der Mutter, körperlich eher angestrengt; die noch weichen Wirbelkörper können in Fehlstellungen aufeinandergepreßt werden. Ein Kind im Kinderwagen dagegen kann entspannt auf dem Rücken liegen, entweder es schläft, oder es hat mit der Mutter Blickkontakt – meist lächelnd und zufrieden.

Das Kleinkind

Machen wir einen Sprung ins Kleinkindesalter. Jetzt sitzt Ihr Kind zum Essen schon am Tisch, es kann sich mehr oder weniger selbst beschäftigen.
Spätestens jetzt sollten wir uns darauf besinnen, daß das meiste an Erziehung, das wir unserem Kind angedeihen lassen wollen, von der Art unseres Seins ausgeht.
So wie wir dem Kind erscheinen in unserem Handeln und Reden, so wird es uns nachmachen – »Vorbild« ist das magische Wort.

Vorbild als erste Orientierung
In dem Maße, wie wir Freude und Trauer, Lust und Schmerz äußern, wird das Kind mitempfinden; sind wir in der Lage, unsere Gefühle selbstverständlich zu zeigen, dann wächst das Kind zu einem mitfühlenden Wesen heran. Nicht nur wie wir uns beispielsweise beim Essen verhalten oder wie wir miteinander oder mit anderen Menschen umgehen, wird tiefgreifende Wirkungen haben in der Kinderseele, sondern auch das, worüber wir uns vor den Kindern unterhalten.
Wird leichtfertig über andere Menschen geurteilt oder sprechen wir über Geld, von dem der Nachbar vielleicht mehr besitzt als wir, dann erleben die Kinder an ihren Eltern Intoleranz oder Neid. Es ist dann nicht verwunderlich, wenn sich ähnliche Verhaltensmuster bald bei ihnen abzeichnen.

Das abendliche Zwiegespräch
Um den Tag abzuschließen und um Ihrem Kind zu helfen, besser in den Schlaf hineinzufinden, sollten Sie sich ihm intensiv zuwenden. Eine selbst ausgedachte Geschichte, ein Märchen, ein Lied, auch ein Gebet, vor allem aber das Besprechen der wichtigsten Ereignisse und Erlebnisse eines Tages nehmen die Angst vor der Dunkelheit und dem Alleinsein.
Bereinigen Sie Unstimmigkeiten, seien Sie bereit zu verzeihen – so kann Ihr Kind unbeschwert in den Schlaf finden.

Über das Spielen
Bei den Gedanken über das kindliche Spiel sollte man sich davon leiten lassen, daß ein Kind nicht unterhalten sein möchte, vielmehr das unbewußte Urbedürfnis hat, die ihm innewohnenden vielseitigen Kräfte zu entwickeln. Als Säugling hat es die ersten Tast- und Formerlebnisse zum Beispiel durch einen hölzernen Ring oder eine weiche Puppe, die auch ein Riechfetisch werden kann und darf. Kinderlieder und Ammenverse sind das Medium, durch das ein Kind Freude an Rhythmus und Musik erfährt. Später sind es Klötze in verschiedenen Formen und Größen aus Holz, an denen es schier uner-

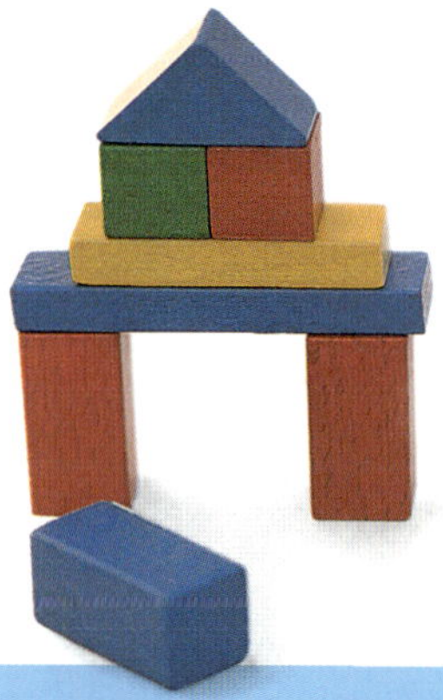

Die Phantasie fördern
Die akustischen und optischen Reize durch Radio, Kassettenrecorder, Fernseher oder elektronisches Spielzeug stören, verhindern und verschütten jede eigene Kreativität. Zudem ist diese Reizüberflutung Ursache für spätere Schulschwierigkeiten, die ja vor allem durch Gedächtnisstörungen und Konzentrationsmangel ausgelöst werden.

schöpfliche Variationen im Spielen und Bauen ausprobiert. Alles Vorgefertigte, Perfekte tötet die Phantasie und wird von einem gesunden Kind nach kurzer Zeit in die Ecke verbannt.

Die Zeit der Infekte

Das Kleinkindesalter zwischen der Säuglingszeit und dem Zahnwechsel ist die Zeit der häufigsten Erkältungs- und Infektionskrankheiten. Diese Anfälligkeit ist nicht verwunderlich, wenn man sich vergegenwärtigt, welch ungeheure Leistung das Kind in dieser Zeitspanne zu vollbringen hat: Während es in seiner körperlichen Entwicklung die größten Fortschritte macht, lernt es gleichzeitig das aufrechte Gehen, die Sprache beginnt sich zu gestalten, die ersten Schritte im Denken, Fühlen und Wollen müssen vollzogen werden. Es sind also nicht immer körperliche Störungen, die zu Erkältungen führen; der Körper ist oftmals nur der »Ort«, an dem eine im seelischen oder geistigen Bereich liegende Störung zutage tritt.

Körper und Geist entwickeln sich schnell

Das Schulkind

Der Zeitraum zwischen Zahnwechsel, also dem Schuleintritt, und dem Beginn der Pubertät ist gekennzeichnet durch große körperliche Stabilität. Immer seltener kommt es zu Erkältungs- und Infektionskrankheiten. In diesem neuen Lebensabschnitt aber fällt uns an den Kindern eine seelische Labilität auf.

Körperlich stabil – seelisch labil

Zu Beginn der Schulzeit ist die Gefühlswelt unseres Kindes noch mit dem Schleier der Phantasie bedeckt, und das Denken in abstrakten Modellen ist ihm noch völlig fremd. Wird es früh mit zum Beispiel der Mengenlehre und der Ganzwortmethode konfrontiert oder gar mit dem vorschulischen Lernen, dann kann es leicht aus seinem ohnehin immer um Balance ringenden Gleichgewicht kommen. Schwierigkeiten können auftreten im Umgang mit den Schulkameraden oder im Nicht-verstanden-Fühlen durch den Lehrer. Die Konfrontation mit all dem, was von außen mächtig auf das Kind einströmt und jetzt zur Auseinandersetzung auffordert, schafft Probleme unbekannter Art.

Neues strömt mächtig auf das Kind ein

Wie sich seelische Not äußert

Ein Kind will das Denken und Handeln der Menschen verstehen lernen, um damit sich selbst, seine Grenzen und Möglichkeiten kennenzulernen. Sein Umgang mit der Umwelt wird bewußter, es erfährt zum erstenmal in seinem Leben, daß es Einsamkeit, Verlassensein und Nicht-verstanden-Werden gibt. Und wenn noch Unverständnis von seiten der Eltern, zum Beispiel ehrgeiziges Leistungsdenken, hinzukommt, gerät ein Kind in große seelische Nöte, die sich zunächst darin äußern, daß es stiller wird, weniger erzählt, mehr weint, sich

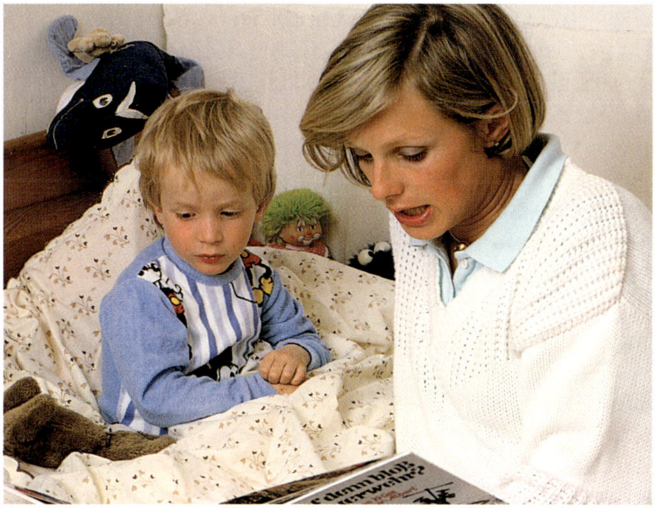

Kinder genießen es – und sie brauchen es auch – wenn die Eltern ihnen Geschichten vorlesen.

weniger bewegt und kaum Appetit hat. Es gerät immer tiefer in seelische Bedrängnis und entwickelt Aggressionen anderen Menschen oder sich selbst gegenüber.

Psychosomatische Störungen

Die seelischen Kränkungen treten als Krankheiten des Körpers in Erscheinung; es kann zu psychosomatischen Störungen kommen wie Kopf- und Magenschmerzen, Durchfall, Erbrechen – um nur einige zu nennen.

Wie Sie Ihrem Kind helfen können

Spätestens jetzt müssen Sie nach den Ursachen forschen. Nehmen Sie sich viel Zeit für Ihr Kind, nähern Sie sich ihm behutsam, versuchen Sie, mit ihm zu sprechen. Suchen Sie auch das Gespräch mit

Künstlerische Betätigung kann befreien

Lehrern oder den Eltern von Freunden. Überlegen Sie sich, wie Sie in der richtigen Weise Gegenkräfte in Ihrem Kind wecken, aufbauen und festigen können, damit es leichter mit den Gegebenheiten seiner Umwelt fertig werden kann. Ermöglichen Sie Ihrem Kind, seine Kreativität und seine Phantasie einzusetzen: Musizieren, das gemeinsame Singen, Zeichnen und Malen, tänzerische Gymnastik – all das wirkt über den Körper heilend auf die Seele.

Nehmen Sie Kritik ernst

Manches »Herzeleid« bei einem Kind – das wissen wir alle – kann ausgelöst sein durch ein Fehlverhalten der Eltern. Werden Sie von Freunden oder Ihrem Arzt darauf aufmerksam gemacht oder erkennen Sie es gar selbst, dann ist schon das meiste gewonnen. Fühlen Sie sich in Ihre eigene Verletzlichkeit hinein; das ist der Weg, die Verletzlichkeit Ihres Kindes aufzuspüren. Wenn Ihr Kind fühlt, daß Sie sich wirklich um ein partnerschaftliches Verhältnis zu ihm bemühen, können Sie auf die Toleranz Ihres Kindes vertrauen. Stellt sich – trotz Ihrer Bemühungen – keine Besserung ein, so wird es unumgänglich sein, daß Sie die Hilfe eines Erziehungsberaters, eines Psychagogen oder eines Psychotherapeuten suchen.

Wie sich Verhaltensstörungen häufig zeigen:

- *Große Reizbarkeit*
- *Aggressionen*
- *Lernverweigerung*
- *»Davonlaufen«*
- *Nicht-reden-Können*
- *Unsicherheit, Schüchternheit*
- *Angst*

Die Zeit bis zum Beginn der Pubertät

In der Zeit bis zum Beginn, mehr allerdings noch während und nach der Pubertät entwickeln sich häufig Differenzen, die nicht selten auf mangelndem Verständnis für das Kind beruhen und zu pädagogischen Fehlern führen. Beispielsweise durch Ihren Wunsch, Ihr Kind möge sich nach Ihren Vorstellungen entwickeln, können Sie ihm zu oft und zu heftig Ihren Willen aufzwingen, ohne seine Bedürfnisse zu berücksichtigen. Das kann bei Ihrem Kind zu Regressionen (Entwicklungsrückschritten) und Verhaltensstörungen führen, die für die ganze Familie zum Problem werden. Zu diesen Verhaltensstörungen gehören große Reizbarkeit, Aggresssionen, Lernverweigerung, das »Davonlaufen«, das Nicht-reden-Können – auch Unsicherheit, Schüchternheit und Angst.

Wenn Sie dies erkennen und den Mut zur Korrektur Ihres Verhaltens haben, können Sie auf die Wandlungsfähigkeit und den Wandlungswillen Ihres Kindes vertrauen.
Und bei all den Kleinigkeiten des täglichen Lebens, was sie anziehen, wie sie sich frisieren, was sie lesen, welche Musik sie hören wollen – bedenken Sie, daß Ihren Kindern das Urteil der Altersgenossen ebenso wichtig ist wie das Ihre – manchmal auch wichtiger sein kann als Ihr Urteil.

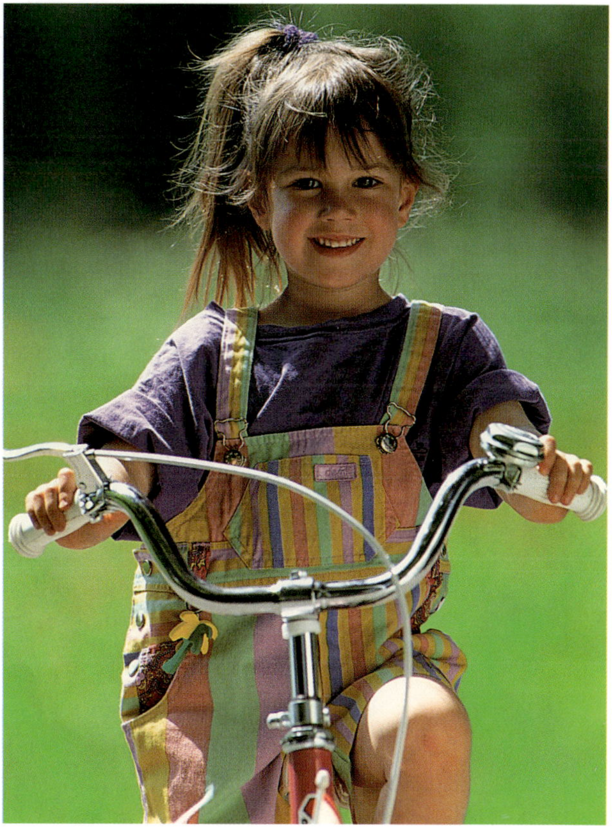

Alleine mit dem Rad fahren zu können macht stolz und läßt die Entdeckerfreude wachsen.

Das Selbstwertgefühl stärken
Bitte stellen Sie keine Vergleiche an mit anderen Kindern oder mit Ihrer eigenen Jugend – die Zeiten und mit ihnen das Menschenbild ändern sich schnell. Haben Sie Vertrauen zu Ihrem Kind, lassen Sie dies das Kind spüren. Dann bekommt es Vertrauen zu Ihnen und damit auch zu sich selbst; das Gefühl, »etwas wert« zu sein, wächst. Dieses durch das Erleben und die Einwirkung der Umwelt langsam sich bildende Selbstwertgefühl ist der innerste Kontakt des Kindes zu seinem Selbst, der im Laufe der Zeit bewirkt, daß der junge Mensch unabhängig werden kann von der Beurteilung durch andere – im Gegensatz zum egoistisch geprägten Selbstgefühl, das laufend nach Bestätigung durch andere verlangt. Diese Gedanken gehören auch zum naturgemäßen Heilen, denn durch richtiges Verhalten dem Kind gegenüber kann manches Medikament gegen Nervosität, Schlafstörungen, Angst oder ähnliches überflüssig werden.

Natürliche Heilmittel

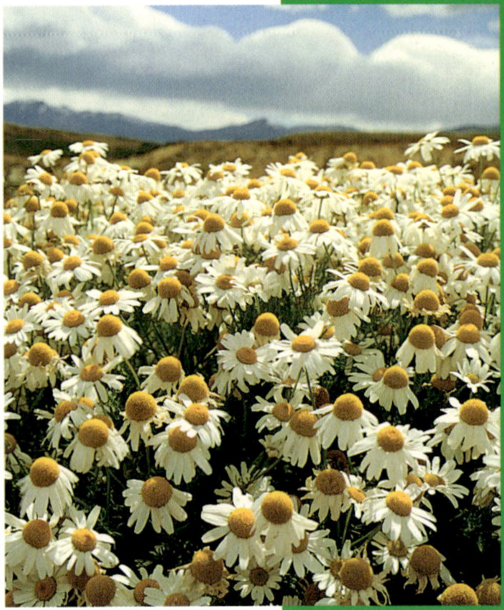

Körper, Seele und Geist sieht die ganzheitliche Medizin als Einheit an. Eine naturgemäße Behandlung zielt auf die Krankheitsursache – nicht auf die Symptome – und aktiviert die Selbstheilungskräfte des Körpers.
In diesem Kapitel nenne ich Ihnen Rezepte für Heilpflanzen-Tees und beschreibe die richtigen Handgriffe bei Wasseranwendungen, Umschlägen, Wickeln und anderen naturgemäßen Methoden.

Die Heilkraft des Fiebers

»Gib mir die Macht, Fieber zu erzeugen, und ich heile jede Krankheit!« – das sagte Parmenides, ein bedeutender Arzt des Altertums. Was ist mit diesem Satz gemeint? Ist denn Fieber allein keine Krankheit?

Eine Krankengeschichte

Eine besorgte Mutter kommt mit ihrem fünfjährigen Sohn, der seit dem Vorabend hoch fiebert, zum erstenmal in meine Praxis. Sie will, daß dem Kind »nicht mehr so viel Penicillin« verschrieben wird und bittet mich um die Übernahme der Behandlung.

Fieber allein ist keine Krankheit

Sie berichtet, daß der Junge schon seit mehreren Tagen ungewöhnlich unleidlich gewesen ist und viel geschlafen hat. Am vergangenen Nachmittag klagte er über Bauchweh, hatte jedoch weder Durchfall noch Erbrechen. Am Abend plötzliches Auftreten von hohem Fieber. Er legte sich ohne Aufforderung ins Bett; als die Mutter die Temperatur messen wollte, bat er, in Ruhe gelassen zu werden. Am späten Abend schwitzte er stark; als sie ihn abtrocknen wollte, wehrte er auch dies ab. In der Nacht war er sehr unruhig, er muß wohl viel geträumt haben, doch richtig wach geworden ist er nie.

Die Untersuchung ergab außer einem etwas geröteten Rachen keinen Anhalt für eine Krankheit, mit 39,5 °C war das Fieber sehr hoch. So hoch und so plötzlich wie am Vorabend hatte der Junge noch nie gefiebert.

Die naturgemäße Behandlung

Die Vorboten des Fiebers

So plötzlich aber, wie es der Mutter schien, trat die Erkrankung nicht auf – das Kind hatte sich schon einige Zeit vorher sichtlich nicht wohl gefühlt, nur der Fieberschub kam unerwartet. Wodurch das Fieber verursacht wurde, ob es die Ausbreitung von Bakterien oder von Viren war, hat auf die Behandlung keinen Einfluß; die Summe der Symptome und die Tatsache, daß keine klinischen Krankheitszeichen zu finden waren, erforderte die Behandlung mit dem homöopathischen Medikament *Belladonna*.

Das Fieber hielt noch den ganzen Tag über an, in der Nacht nochmals starkes Schwitzen; am nächsten Tag

war das Fieber auf 37,5 °C gesunken. Eine Woche später verordnete ich eine hohe Potenz von *Schwefel,* um die Auswirkungen der vielen Fieberzäpfchen und Antibiotika, die der Junge in der letzten Zeit bekommen hatte, auszugleichen.
Erst ein dreiviertel Jahr später kam das Kind mit einem leichten Husten wieder; die Mutter erzählte, daß – im Gegensatz zu früher – im Winter keine Infekte aufgetreten, die unerklärliche Gereiztheit nach der Krankheit wie verflogen gewesen seien und der Junge in seiner Gesamtentwicklung einen Sprung nach vorne gemacht habe.

Chance zur Selbstheilung geben
Anhand dieser Krankengeschichte wird deutlich, wie groß die Heilkraft des Fiebers ist, und daß sich die Störung des inneren Gleichgewichts durch die seelische Verstimmung längere Zeit vor dem Fieberausbruch ankündigte. Daß dieses Kind in der Folgezeit gesünder war als zuvor, beweist, wie wichtig es gerade für die kindliche Entwicklung ist, den Organismus aus eigener Kraft von der Labilität zur Stabilität zurückfinden zu lassen.

Die Wirkung des Fiebers
Fieber bringt das gestörte innere Gleichgewicht im Menschen wieder ins Lot, indem es harmonisiert, entgiftet und die Abwehrkräfte steigert. Es fördert die Persönlichkeitsentwicklung – äußerlich erkennbar am positiv veränderten Gesichtsausdruck und Verhalten eines vom Fieberinfekt genesenen Kindes.

Fieber besiegt Bakterien und Viren

Die Heilwirkung des Fiebers richtet sich auch gegen Bakterien und Viren. Temperaturen von 38,5 °C und darüber schränken ihre Lebensbedingungen erheblich ein, auch werden die von ihnen abgesonderten Giftstoffe durch das Fieber rascher zur Ausscheidung gebracht. Darüber hinaus hat das Fieber eine wichtige Funktion bei der Bildung von körpereigenen Abwehrstoffen.

Nur bei hohem Fieber mit Unruhe, Verwirrtheit und Krämpfen sind Gegenmaßnahmen nötig

Bitte prägen Sie sich ein: Im Fieber allein besteht nie eine Lebensbedrohung! Die Gefahr liegt nur in der ganzheitlichen Disharmonie – ihrer Weiterentwicklung wird durch das Fieber Einhalt geboten. Wir sollten deshalb das Fieber in der Regel durch sinnvolle Maßnahmen unterstützen. Nur dann, wenn durch hohes Fieber Unruhe und Verwirrtheit ausgelöst werden,

müssen wir Gegenmaßnahmen ergreifen, so zum Beispiel mit Hilfe von *Wadenwickeln* (Seite 52) oder – noch besser – von *Einläufen* beziehungsweise Klistieren mit zimmerwarmem Kamillentee (Seite 57).
Bei Neigung zu Fieberkrämpfen allerdings besteht eine besondere Situation, die allein der Arzt beurteilen kann. In den meisten Fällen kann die Anfälligkeit für Fieberkrämpfe durch naturgemäße Behandlung ausgeschaltet werden.

Zum Arzt

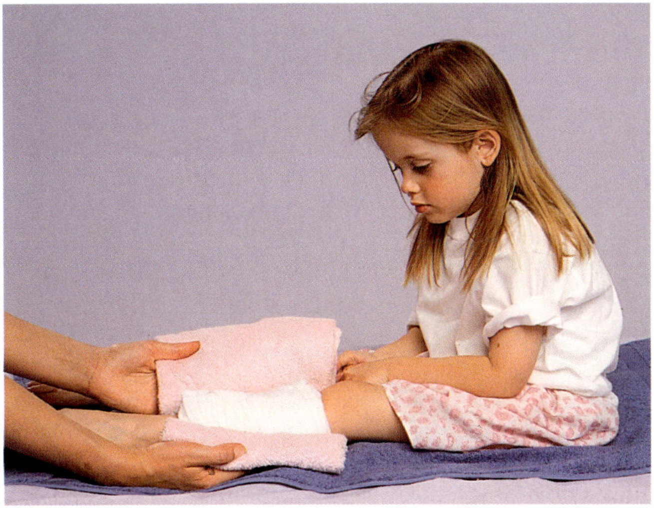

Auch wenn Ihr Kind skeptisch ist, werden ihm bei hohem Fieber kalte Wadenwickel guttun.

Bettruhe ist wichtig

Das Kind, dessen Fieber durch ein Fieberzäpfchen gesenkt wird, fühlt sich nicht mehr krank, obwohl die Krankheit, zum Beispiel die Grippe, noch in ihm wirkt; es ist infolgedessen kaum im Bett zu halten. Bettruhe jedoch ist bei der Behandlung aller grippalen Erkrankungen sehr wichtig. Wird sie nicht eingehalten, so kann sich die Rekonvaleszenz erheblich verzögern und es kommt eher zu Komplikationen. Husten oder Schnupfen, die sich nach einer Grippe lang hinziehen, gehen in der Regel auf das Konto inkonsequenter Bettruhe während des akuten Infektstadiums. Ist die Erkrankung von einer allgemeinen Unruhe begleitet, kann es schwierig sein, ein Kind zu ausreichender Ruhe zu zwingen; hier hilft ein heißes Vollbad mit *Baldrianzusatz* oder ein *Melissen-Tee* (Rezept Seite 42).

Eine abrupte Fiebersenkung kaschiert die Krankheit

Bei der Einhaltung der Bettruhe in akuter und chronischer Situation können sowohl die ausgewählten Medikamente in ihrer Wirkung als auch die natürlichen, jedem Organismus innewohnenden Selbstheilungskräfte voll zur Entfaltung kommen.
Wir vergessen nur allzu oft, daß es die Natur selbst ist, die meist unmerklich heilt. Wir als Eltern und Therapeuten können dies durch sinnvolle Maßnahmen unterstützen.

Die richtige Ernährung

Muttermilch und Flaschennahrung

Am besten ist Muttermilch

Daß die Ernährung an der Mutterbrust die dem Säugling gemäße ist, hat wohl in das Bewußtsein der meisten Mütter wieder Eingang gefunden. Nicht nur das Wissen um die optimale Qualität der Muttermilch dürfte hierfür entscheidend sein, sondern auch der – wie mir scheint neu erwachte – Instinkt, daß beim Stillen nicht nur kalorische Nahrung überfließt, sondern der mütterliche Liebesstrom hautnah vom Kind empfunden wird. Das kleine Gesicht, in dem sich das Erwachen der Sinne widerspiegelt, ist beim Stillen dem mütterlichen Herzen zugewandt, und die Mutter nimmt den ihr aus der Schwangerschaft vertrauten Herzschlag wieder intensiv wahr. Welch ein Fundament für die enge Beziehung zur Mutter wird so im kindlichen Wesen gelegt.

Wenn die Muttermilch nicht ausreicht

Bevor Sie mit »künstlicher Ernährung« zufüttern, versuchen Sie die Milchbildung zu fördern:

So fördern Sie die Milchbildung:

- *Milchbildungstee*
- *Viel trinken*
- *Entspannen*

• *Milchbildungstee* (Firma Weleda) – dreimal täglich 1 Tasse (nicht mehr, da sonst dünner Stuhl beim Säugling auftreten kann). Dieser Tee steigert nicht nur die Muttermilchmenge, sondern beruhigt auch die Verdauungstätigkeit bei Mutter und Kind.
• Mehr trinken; es sollte 1 Liter über den Durst getrunken werden – Milch, Sauermilchprodukte in Form von Buttermilch, Quark, Biojoghurt, Kefir, Fruchtsäfte oder Säfte aus Elixieren von Schlehe, Sanddorn oder Birke und Milchbildungstee.

• Bildet sich trotzdem nicht genügend Milch, dann sollten Sie sich unmittelbar vor dem Stillen 10 bis 15 Minuten hinlegen und sich durch ruhiges Atmen und »gedankliches Leermachen« entspannen. Diese Entspannung läßt die Milch vermehrt einschießen und ungehinderter fließen.

Wenn der Säugling die Brust ablehnt

Entweder ist das Kind zum Trinken noch zu schwach (Trinkschwäche) – in diesem Fall verabreichen Sie vor dem Anlegen 3 Tropfen einer Mischung aus *Gentiana, Choleodoron* und *Digestodoron* (Weleda) zu gleichen Teilen (diese Mischung wird Ihnen in der Apotheke zubereitet); oder die Nase des Kindes ist durch Schnupfen verstopft, dann behandeln Sie bitte wie auf Seite 65 beschrieben.

Bei Trinkschwäche und Schnupfen

Getreideschleim als Flaschennahrung

Sollte das Stillen nicht möglich sein, können Sie die Nahrung aus Milch und Getreideschleim zubereiten. Wie langjährige Erfahrungen (auch vieler Kollegen) zeigen, ist diese Ernährungsform den heute fast schon unüberschaubaren Fertigprodukten der Säuglingsnahrung vorzuziehen (ausführlich beschrieben ist sie in dem Buch von Dr. W. Zur Linden, Seite 121). Geben Sie in den ersten zehn bis zwölf Wochen Demeter-Getreideschleim, anschließend Demeter-Vollkornschleim (Reformhaus). Die Herstellung von Getreideschleim ist einfach (siehe Packungsbeilage); es genügt, wenn Sie ihn einmal täglich bereiten.

Auch bei Getreide und Milchprodukten sind Erzeugnisse aus kontrolliert ökologischem Anbau vorzuziehen.

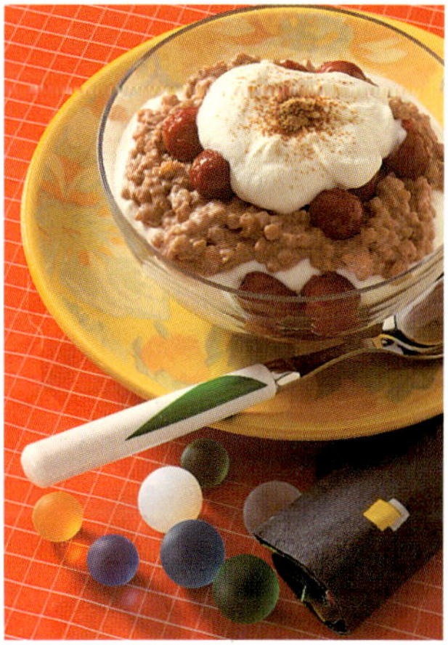

Gemüse und Obst als Beikost

Zufüttern ist bei Brustkindern in der Regel erst vom vierten Lebensmonat an notwendig, bei künstlich ernährten Kindern von der achten Woche an. Man beginnt vor der zweiten Mahlzeit mit drei bis vier Teelöffeln Gemüse (Karotten, Spinat oder anderes Blattgemüse) und steigert schrittweise täglich um ein bis zwei Teelöffel – die Milchmenge wird entsprechend reduziert. Später können dem Gemüse abwechselnd Getreide, Kartoffeln oder Teigwaren zugegeben werden. In dieser Weise verfahren Sie etwa zwei Wochen später mit Obst: Einheimisches Obst wie Äpfel und Birnen ist den importierten Südfrüchten vorzuziehen. Demeter-Zwieback und Sauermilch in Form von Quark, Bioghurt oder Kefir können Sie dem Obst abwechselnd zusetzen. (Über die differenzierte Verwendung und die Wirkung der verschiedenen Getreidearten unterrichtet Sie das Buch von U. Renzenbrink, Seite 121.)

Die Ernährung von Klein- und Schulkindern

Ernährung ist von der Aufnahme bis zur vollständigen Verwertung durch den Organismus ein dynamischer Vorgang, bei dem um so bessere Kräfte frei werden, je wertvoller die Nahrung ist. Gerade der kindliche Körper bedarf für seine Entwicklung wertvoller Nährstoffe. Sie sollten also darauf achten, daß die Lebensmittel naturbelassen und nicht durch Eingriffe wie chemische Düngung, Konservierung, Denaturierung, chemische Zusätze in ihrem Wert reduziert sind. Die Ernährung beeinflußt alle Funktionen und alle Organe unseres Organismus – wenn möglich sollten Sie deshalb Getreideprodukte und Milch, Obst, Gemüse und Kartoffeln aus speziellem und kontrolliertem Anbau kaufen.

Naturbelassene Nahrung stabilisiert unser Abwehrsystem

Auf die Dauer stärkt die richtige Ernährung unsere körpereigenen Abwehrkräfte und stabilisiert damit unser Abwehrsystem, das uns nicht nur vor vielen Krankheiten schützt, sondern uns auch hilft, eine Krankheit schneller zu bewältigen. (Weiterführende Literatur finden Sie auf Seite 120.)

Vollwert-Ernährung

Unser Körper ist angewiesen auf die Zufuhr von bestimmten Nährstoffen, zu denen alle Vitamine, Mineralstoffe, Spurenelemente, bestimmte Eiweißbausteine und Fettsäuren gehören. Je mehr Nahrungsmittel mit naturbelassenen Eigenschaften wir zu uns nehmen, desto sicherer können wir sein, daß wir unseren Organismus ausreichend mit den lebensnotwendigen Nährstoffen versorgen.

Die Versorgung mit lebensnotwendigen Nährstoffen

Bevorzugen Sie ganze Getreidekörner und Brot aus Vollkornschrot, sie enthalten besonders viel essentielle Nährstoffe. Verzichten Sie auf Feinmehl oder Weißbrot, bei dem durch die Verarbeitung bis zu 80 % an wichtigen Vitaminen und Mineralien verloren gehen.

Wenn Sie die folgenden Empfehlungen in die Praxis umsetzen, sind bereits die wichtigsten Voraussetzungen dafür erfüllt, daß Sie Ihr Kind vollwertig ernähren.

- Vollkornbrot, Vollkornflocken, Vollkornschrot, Knäckebrot, Vollkorngebäck, Sojaprodukte und Vollreis sind gesünder als Weißbrot, Kuchen, Torten, Feinmehlgebäck, Nahrungsmittel aus Stärkemehlen und geschältem Reis.

Ein Frischkornmüsli zum Frühstück kann, mit jeweils anderen Obstsorten zubereitet und mit Honig gesüßt, eine Köstlichkeit sein, nach der Ihre Kinder täglich verlangen.

- Frisches einheimisches Obst und frisches Gemüse, frisch gepreßte Obst- und Gemüsesäfte sind für den kleinen Hunger zwischendurch weit besser geeignet als Wurstsemmel, Schokolade, Gummibärchen, Kekse, Limonaden und Cola-Getränke. – Lassen Sie Rohkost, nachdem sie zubereitet ist, nicht lange stehen; sie verliert an wertvollen Inhaltsstoffen.
- Sie müssen Ihre Ernährung nicht auf spezielle Fette umstellen, wenn Sie darauf achten, daß Sie an Aufstrich- und Kochfett sowie dem in Lebensmitteln versteckten Fett – beispielsweise in Wurst, Speck, fettem Fleisch und Cremetorten – nicht zuviel zu sich nehmen! Verwenden Sie vor allem gute Pflanzenöle, Pflanzenfette und Butter. Wenn Fleisch, dann vor allem Wild-, Lamm- und Rindfleisch aus natürlichen Beständen; insbesondere Kalb- und Schweinefleisch können gesundheitsschädliche Zusätze enthalten (Wachstumshormone, außerdem Antibiotika).
- Buttermilch, Sauermilch, Milch, Quark, Kefir, fettarme Käsesorten, Soja, Vollgetreide, Kartoffeln und Gemüse – diese Lebensmittel sind wichtig als Eiweißträger, die in der täglichen Ernährung nicht fehlen sollten.
- Auch ein Kind kann sehr wohl die gut gewürzte Kost von einer faden unterscheiden. Frische Kräuter wie Petersilie, Dill, Kerbel, Basilikum, Estragon, Schnittlauch, Bohnenkraut – Gewürze wie schwarzer und weißer Pfeffer, Rosenpaprika, Curry, Kümmel, Muskat, Nelken, Lorbeerblätter, Senfkörner, Vanille, Zimt – natürliche Würzmittel wie Zitronensaft, kleingeschnittene Zwiebel, geriebener Meerrettich, Knoblauch,

Die 5 Empfehlungen für eine gesunde Ernährung:

- *Vollkornprodukte*
- *Frisches Obst, frisches Gemüse*
- *Wenig Fett, wenig Fleisch*
- *Viel Milchprodukte*
- *Mit Liebe würzen*

Milchprodukte sind wertvoll für die tägliche Ernährung, weil sie viel Eiweiß enthalten.

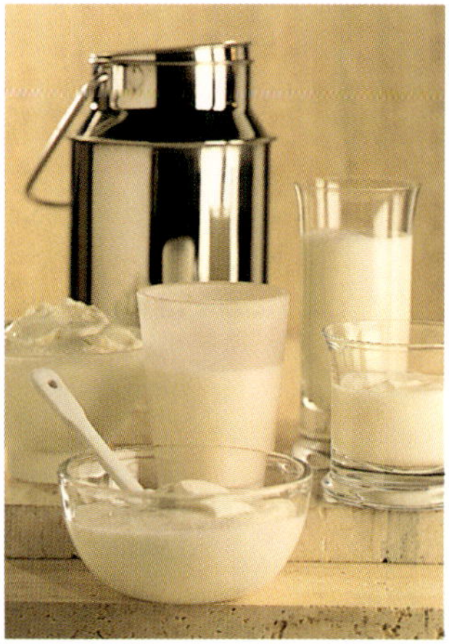

Apfel- und Weinessig, Hefeextrakt, süßer und scharfer Senf – das sind nur einige Beispiele für all die vielen Möglichkeiten, die Sie beim Würzen haben.

Das Trinken und der Durst

Heilpflanzen-Tee statt gezuckerter Limonaden; Honig erst ab dem 9. Lebensmonat!

Noch ein Wort scheint mir angebracht zum Trinken. Ein Kind soll trinken, wenn es Durst hat, die Veranlagungen sind individuell verschieden. »Trinkexzesse« werden mit Sicherheit vermieden, wenn der Tisch nicht überladen ist von Cola-Getränken, Limonaden, Malzbier oder anderen geschmacklich verbesserten Getränken. In diesen Fällen wird Trinken zum Schlecken und sollte schleunigst abgestellt werden. Am besten kochen Sie morgens einen Heilpflanzen-Tee (Seite 32), den Sie mit wenig Honig süßen und mit etwas Zitronensaft ansäuern können. Dieser Tee steht Kindern ab dem 9. Lebensmonat in beliebiger Menge den ganzen Tag zur Verfügung.

Der Hang zu Süßigkeiten

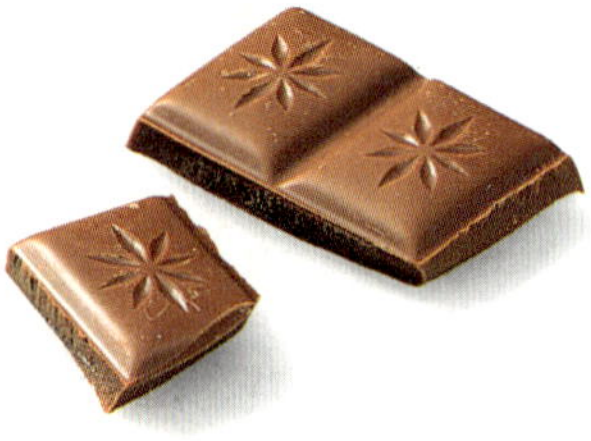

Kein striktes Verbot von Süßem!

Kinder haben ein unterschiedlich starkes Verlangen nach Süßem. Dies Verlangen richtig zu befriedigen, hat seine Schwierigkeiten. Mit dem Ausweichen auf süße Früchte, frisch oder getrocknet, ist es nicht getan. Erwiesen ist jedoch, daß Kinder, die mit qualitativ guter Vollkorngetreidekost – inklusive selbstgebackenem Brot – ernährt werden, weniger süßsüchtig sind als jene, die nur Weißbrot, viel Wurst und am liebsten Pommes frites mit Ketchup essen. Von einem strikten Süßigkeitsverbot, gar als »Strafmaßnahme«, halte ich nichts – ich habe Kinder erlebt, die derartig gepeinigt waren durch den Entzug von Süßem, daß sie sich illegal im Supermarkt selbst bedienten. Seien Sie also hier nicht zu streng, berücksichtigen Sie den gelegentlich vorhandenen kindlichen »Heißhunger« auf Süßes, achten Sie jedoch darauf, daß die Nascherei von Süßigkeiten nicht zur Regel wird.

Wichtig: die Freude am Essen

Je mehr sich Augen, Nase und Zunge am Essen freuen können, desto besser bereiten sich Magen und Darm auf die Verarbeitung, also das Aufschließen und Zerlegen der Nahrung, vor.

Das Kochen ist eine Kunst, lassen Sie die Kinder daran teilhaben – nicht von ungefähr sind Künstler oft hervorragende Köche.

Der menschliche Nahrungsinstinkt ist heute durch die Denaturierung der Lebensmittel und viel wissenschaftliches Gerede »verschüttet«. Kinder haben ihn von uns allen noch am ehesten; Sie können sich daran orientieren. Nicht Kalorienzahlen und Vitaminmilligramme allein sollten die Auswahl unserer Lebensmittel bestimmen – wir können vielmehr auch unserem Geschmackssinn und unserem Geruchssinn vertrauen bei der Auswahl der richtigen Speisen.

Den Sinnen der Kinder vertrauen

Ernährung des kranken Kindes

Bei Krankheit, meist sind es ja fieberhafte katarrhalische Infekte, richten wir uns nach dem Verlangen des Kindes, das im allgemeinen jede feste Nahrung verweigert. Sein Instinkt verordnet ihm – völlig zu Recht – in diesem Fall einen Fastentag, es lebt allein aus körpereigener Substanz. Dies müssen Sie akzeptieren, es gehört ebenfalls in den großen Bereich der Selbstheilung des Organismus.

• Der mehr oder weniger große Durst wird gelöscht durch frische Fruchtsäfte im Wechsel mit *Lindenblüten-Tee* (Rezept Seite 41), dem wir (für Kinder ab dem 9. Lebensmonat) Honig und Zitrone zusetzen. Diese Tee-Fruchtsaft-Honig-Kost kommt dem Bedürfnis des fiebernden Kindes aufs natürlichste entgegen.

Getränke für den Fiebernden sollten immer leicht angewärmt sein, damit der leere Magen nicht gereizt wird. Auch in gesunden Tagen löscht ein warmes Getränk den Durst besser als ein kaltes.

• Hat das Kind Hunger, solange es noch krank ist, oder stellt sich Hunger zu Beginn der Rekonvaleszenz ein, dann geben Sie zunächst eine Gemüse-, Grieß- oder Haferschleimsuppe – wenn möglich in Demeterqualität. Milch und Eiweißprodukte, also auch Fleisch, sind jetzt nicht angebracht, weil der Organismus zu ihrer Verdauung zuviel Energie aufbringen muß. Mit den Kräften, die jetzt für den Stoffwechsel notwendig sind, sollte man »haushälterisch« umgehen, sie sollten in erster Linie für die Überwindung der Krankheit zur Verfügung sein.

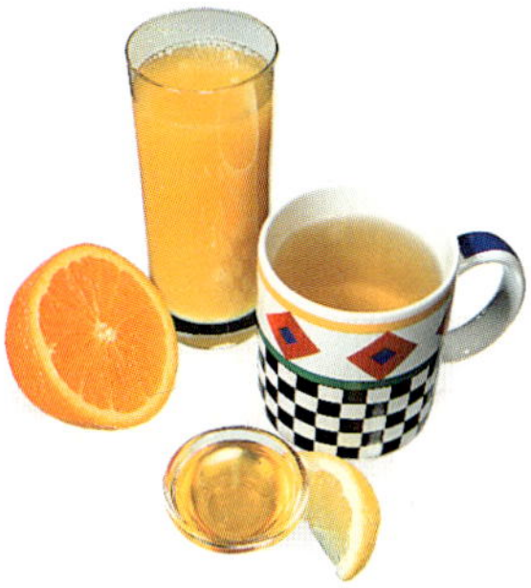

Honig sollten Sie immer erst dann zugeben, wenn der Tee schon etwas abgekühlt ist, da sonst wertvolle Honigsubstanzen zerstört werden.

Kuren für Kinder?
Rohkost- und Fastenkuren sind bei Kindern nur in sehr speziellen Fällen angezeigt und bedürfen strenger Indikation und ärztlicher Überwachung. Denn zu schnell kann ein Kind aus dem Flüssigkeitsgleichgewicht kippen.

Wann ist eine Diät notwendig?
Die Magen- und Darmerkrankungen verlangen eine andere Flüssigkeitsdiät, die ich Ihnen in den entsprechenden Kapiteln über die Krankheitsbilder beschrieben habe (Seite 82). Bei speziellen, meist chronischen Erkrankungen – an Magen, Galle, Leber oder Niere und bei der Zuckerkrankheit – gibt Ihnen der behandelnde Arzt genaue Anweisungen. Eine Diät bei Ekzemen, Akne, Nervosität und Appetitstörungen habe ich Ihnen bei der Beschreibung der Krankheitsbilder angegeben (Seite 96, 101, 103 und 105).

Behandlung mit Heilpflanzen

Heilpflanzen können Krankheiten heilen, sie können Erkrankungen und Schmerzen lindern, und sie können vorbeugend wirken – vorausgesetzt, sie werden richtig angewendet.

Pflanzliche Heilmittel haben eine lange Tradition

Früher waren heilkräftige Pflanzen die einzigen Heilmittel, die zur Verfügung standen; das Wissen um ihre Wirkung wurde schon in der Antike in vielbändigen Werken festgehalten, im Mittelalter vorwiegend in Klöstern ergänzt, seither ständig erweitert. Was früher Empirie war, also Wissen, das aus Erfahrung resultiert, ist heute wissenschaftlich fundiert. Heilpflanzeninhaltsstoffe wurden untersucht, ihre Wirkung erforscht – viele Medikamente, häufig gerade die erfolgreichsten, enthalten Wirkstoffe pflanzlichen Ursprungs. Heilpflanzen werden täglich verordnet – als Tee, Extrakt, Tinktur, als Arznei-Spezialität. Gerade bei Kindern ist die Behandlung mit Heilpflanzen sehr wirkungsvoll.

Heilpflanzen-Tees als tägliches Getränk

Honig zum Süßen von Tee erst für Kinder ab 9. Lebensmonat

Obwohl viele Menschen gern Tee trinken, kennen die meisten doch nur den schwarzen Tee als tägliches Getränk und Kamillen- oder Pfefferminz-Tee bei Krankheit. Aber gerade für Kinder ist ein Heilpflanzen-Tee

Teemischungen aus Heilpflanzen

Grundtee	Himbeerblätter 10,0 Brombeerblätter 20,0	Zubereitung 1
Mischung I	Grundtee 30,0 Hagebutten mit Kernen 10,0 Pfefferminzblätter 10,0	Zubereitung 1
Mischung II	Grundtee 20,0 Hibiskus 10,0 Melissenblätter 10,0 Kamillenblüten 10,0	Zubereitung 1
Sommertee	Grundtee 30,0 Hagebutten ohne Kerne 10,0 Hibiskus 10,0	Zubereitung 1
Wintertee	Grundtee 20,0 Hagebutten mit Kernen 5,0 Hibiskus 5,0 Lindenblüten 5,0 Melissenblätter 5,0 Pfefferminzblätter 5,0 Birkenblätter 5,0	Zubereitung 1
Frühjahrstee	Löwenzahnwurzel mit Kraut 20,0 Brennesselblätter 10,0 Ackerschachtelhalm 10,0 Birkenblätter 5,0 Hagebutten mit Kernen 5,0	Zubereitung 2

Zubereitung 1	1 bis 2 Teelöffel der jeweiligen Mischung mit 1/4 Liter kochendem Wasser übergießen, 10 Minuten ziehen lassen, abseihen.
Zubereitung 2	2 gehäufte Teelöffel der Teemischung mit 1/4 Liter kochendem Wasser übergießen, 15 Minuten ziehen lassen, abseihen.

Statt Milch Tee als gesundes Frühstücksgetränk

beispielsweise zum Frühstück viel gesünder als Milch, in die vielleicht noch ein zuckerhaltiger Geschmacksverbesserer auf Kakaogrundlage eingerührt wird. Ein Tee aus Heilpflanzen belastet nicht, er regt – im Gegenteil – sogar die Ausscheidung über Darm und Niere an und enthält meist wertvolle Vitamine. Alle Teerezepte stammen aus dem großen Buch der Heilpflanzen von Apotheker Mannfried Pahlow (Seite 121). Die Mischungen können Sie sich in jeder Apotheke zusammenstellen lassen; auch alle genannten Einzel-Teedrogen (Seite 38) und Heilpflanzen-Auszüge (Seite 43) bekommen Sie dort.

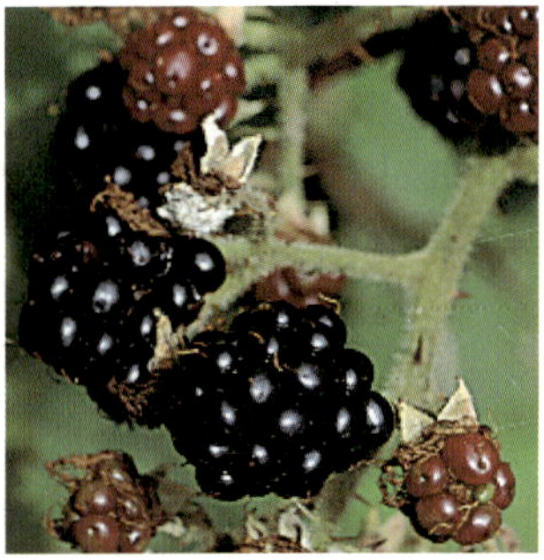

Die Brombeer- und Himbeerblätter für den Grundtee können Sie auch selbst sammeln.

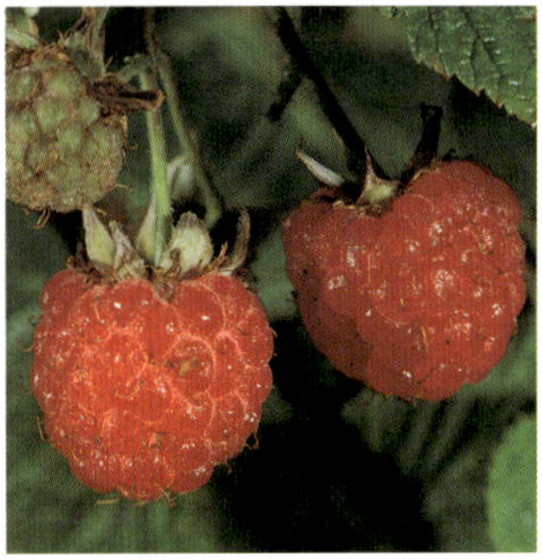

Der Grundtee für den täglichen Gebrauch

Für den täglichen Gebrauch können Sie einen *Tee aus Brombeer- und Himbeerblättern* zubereiten.

• Frische Himbeerblätter mit der doppelten Menge ebenfalls frischer Brombeerblätter mischen. Diese Mischung etwa 3 bis 5 Stunden zum Anwelken stehenlassen. Die angewelkten Blätter mit einem Rollholz (Nudelholz, Nudelwalker) zerdrücken und diesen Ansatz mit ein wenig Wasser besprengen. Danach das Gemisch in ein Leinentuch knoten, das an einem warmen Ort aufgehängt wird. Nach 2 bis 3 Tagen entströmt dem Tuch ein angenehmer Duft, der an Rosen erinnert. Jetzt wird der Inhalt des Tuches ausgebreitet und schnell getrocknet (an der Luft, im Herd bei 35 bis 40 °C und geöffneter Tür). Der fertige Tee wird in gut schließenden Gefäßen aus getöntem Glas aufbewahrt, auch Weißblechdosen eignen sich. Dieser Grundtee, der ähnlich schmeckt wie schwarzer Tee, kann ohne weitere Zusätze verwendet werden. Er ist reich an Mineralstoffen, Spurenelementen und Vitaminen, frei von Koffein und sehr gesund. Je nach Geschmack kann man Zitrone, Milch, Honig (ab dem 9. Lebensmonat) oder Zucker hinzufügen.

Teemischungen für alle Jahreszeiten

Je nach Geschmack können Sie den Grundtee mit Hagebutten und Pfefferminze oder mit Malvenblüten, Melissenblättern und Kamillenblüten mischen. Wenn Sie Ihrem Kind täglich einen Heilpflanzen-Tee geben, sollten Sie nach zwei Monaten die Mischung wechseln.

Öfter die Mischung wechseln

Im Winter sollten Sie noch Lindenblüten und Birkenblätter zur Anregung der Ausscheidung und zur Vorbeugung gegen Erkältungen hinzufügen. Im Sommer besteht wohl die erfrischendste und wohlschmeckendste Mischung aus Himbeer- und Brombeerblättern, Hagebutten (ohne Kerne) und Malvenblüten (rote Malve und Hibiskus sind übrigens identisch). Sie lernen sehr schnell, nach Geschmack, Bedarf und Jahreszeiten zu variieren.
Auch aus frischen *Pfefferminzblättern* können Sie einen Tee zubereiten: 2 frische Pfefferminzstengel mit den Blättern mit 1 Liter kochendem Wasser übergießen; das Wasser muß nicht abgegossen werden.

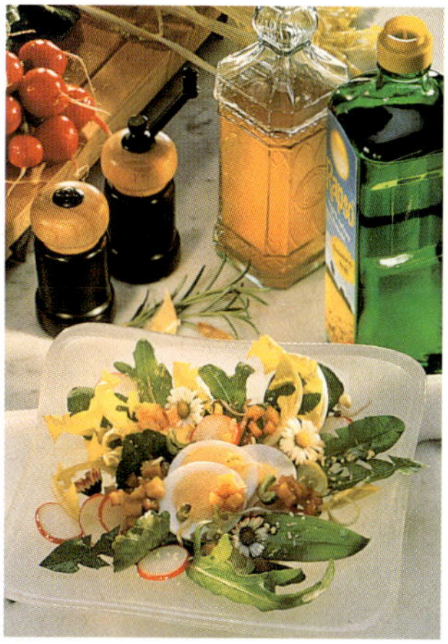

Löwenzahnsalat ist gesund und auch Feinschmeckern ein Begriff.

Die Salatkur im Frühling
Wenn Sie im Garten oder auf einer (nicht chemisch gedüngten!) Wiese Löwenzahn sammeln können, dann bereiten Sie sich doch mal einen Salat aus den frischen Löwenzahnblättern und -blütenknospen, angemacht mit Zitrone, Öl, gehackten Eiern – eine Delikatesse.

Die Teekur im Frühjahr und Herbst
Der Wechsel der Teemischung oder des Tees im Frühjahr und Herbst ist eine gute Gelegenheit zur Durchführung einer Kur mit Heilpflanzen-Tees; sie ist für Kinder ebenso sinnvoll wie für Erwachsene. Geben Sie Ihrem Kind zweimal im Jahr einen Tee aus Heilpflanzen, die Entgiftungswirkung haben. Machen Sie beispielsweise Ende März/Anfang April eine Kur mit der Frühjahrstee-Mischung (3 Tassen Tee täglich über 4 bis 6 Wochen): Löwenzahn und Brennessel, beide Teedrogen haben leicht ausscheidungsfördernde Wirkung und pflegen Leber und Galle, zusätzlich macht die Brennessel die Nasen- und Augenschleimhäute unempfindlicher für die Pollen, die ab Mai den allergischen Heuschnupfen auslösen können; Ackerschachtelhalm und Birkenblätter regen die Ausscheidung über die Niere an; Hagebutte als Vitaminträger.
Eine vierwöchige Frühjahrskur können Sie auch mit Tee aus *frischen Brennesselblättern* machen (am besten aus dem Garten; ziehen Sie beim Sammeln Handschuhe an!). Dieser Tee ist besonders empfehlenswert für lymphatische Kinder, da er über die Verdauung

Die Heilpflanzen auf einen Blick

Heilpflanze	Erkrankung	Anwendung
Anissamen	Blähungen	Tee, auch im Wechsel mit Fencheltee
Arnika-Essenz	Verstauchungen, Verrenkungen, Blutergüsse, Gehirnerschütterung	Kompressen, Umschläge
Baldrian-Tinktur	Schlaflosigkeit, nervöse Reizzustände, Hyperkinese, entspannend, entkrampfend	Tropfen
Bärentraubenblätter	Nieren- und Blasenerkrankungen, desinfizierend	Tee, auch gemischt mit Kamille
Brombeerblätter	Durchfall	Tee
Calendula	offene Wunden, fördert Heilung und Narbenbildung	Umschläge, Auflagen. Essenz, Öl oder Salbe
Echinacea-Tinktur	Erkältungskrankheiten, vorbeugend gegen katarrhalische Infekte, steigert die Abwehrkräfte	Tropfen
Fenchelsamen	Blähungen, vor allem beim Säugling	Tee, auch im Wechsel mit Anistee
Heidelbeeren	Durchfall, Mukoviszidose, Zöliakie	bei Kleinkindern: Tee; bei größeren Kindern: Kauen
Holunderblüten	Erkältungskrankheiten	Tee
Huflattichblätter	Husten, Keuchhusten, spastische Bronchitis, krampflösend, sekretionsfördernd	Tee, auch in Mischungen
Johanniskraut – Ölauszug	Nervenverletzungen, Bettnässen	Einreibemittel

Die Heilpflanzen auf einen Blick

Heilpflanze	Erkrankung	Anwendung
Kamillenblüten	verdorbener Magen, Darmbeschwerden, Mandelentzündung, Zahnfleisch- und Wangenschleimhautentzündung	Tee, Gurgelmittel, zum Inhalieren
Kümmel	Blähungen	Samen als Tee, Öl als Einreibemittel
Lindenblüten	fieberhafte Erkrankungen, Grippe, Husten, Erkältungskrankheiten	Tee, auch in Mischung mit Huflattich und Thymian
Melisse	Einschlafstörungen, beruhigend	Tee
Pfefferminzblätter	Magen-Darm-Störungen	Tee (ungemischt nur 1 Woche lang)
Salbeiblätter	Angina (Halsentzündung), schweißhemmend	Tee, Gurgelmittel, Tinktur
Spitzwegerich	trockener Husten, sekretlösend	Tee
Stiefmütterchenkraut	nässende Ekzeme	Auflage, Tee
Thymiankraut	Husten, Grippebronchitis	Tee

(vor allem die Leber) entgiftend auf das Lymphsystem wirkt, zudem steigert er das Wohlbefinden. Leider wird er von manchen Kindern nicht sonderlich geschätzt, weil er etwas metallig (Eisengehalt) schmeckt, was sich auch durch Süßen nicht ändern läßt.

Die Teekur im Frühling

- 1 Handvoll frische Brennesselblätter mit 1 Liter kochendem Wasser übergießen, 10 Minuten ziehen lassen, abseihen. 2 bis 3 Tassen Tee täglich über 4 bis 6 Wochen.

Heilpflanzen-Tees bei Krankheiten

Ob Sie Ihrem erkrankten Kind einen Tee aus einer speziellen Heilpflanze zubereiten oder ob Sie dafür besser eine Heilpflanzen-Mischung verwenden, werden Sie im Laufe der Zeit selbst herausfinden. Nach meiner Erfahrung sind Tees aus Heilpflanzen-Mischungen zu Beginn einer Erkrankung meist wirksamer, vor allem dann, wenn die Ursache noch nicht bekannt ist, weil die unterschiedlichen Wirkungen der Heilpflanzen einander ergänzen.
Heilpflanzen-Tees sind Heilmittel, nach einer Anwendungszeit von 4 Wochen setzt man sie für einige Wochen ab. Danach kann eine solche Behandlung jederzeit wiederholt werden.
Alle Heilpflanzen-Zubereitungen – Einzeltees und Teemischungen, Tinkturen, Essenzen, Salben und alle Utensilien, die Sie für die Anwendung benötigen, bekommen Sie in der Apotheke.

Bei Blähungen

Vor allem für Säuglinge

Anissamen – bei Blähungen, vor allem im Säuglingsalter; kann abwechselnd gegeben werden mit Fenchel-Tee.
• Zubereitung und Anwendung: 1/4 Teelöffel etwas zerdrückte Anisfrüchte mit 1/8 Liter kochendem Wasser aufbrühen, danach abgießen; unzerdrückte Früchte 20 Minuten ziehen lassen.
1/4 Tasse (= 30 ccm) entweder der Flaschennahrung zusetzen oder vor der Mahlzeit geben.

Der Samen der Kümmelpflanze ist das beste Mittel gegen Blähungen.

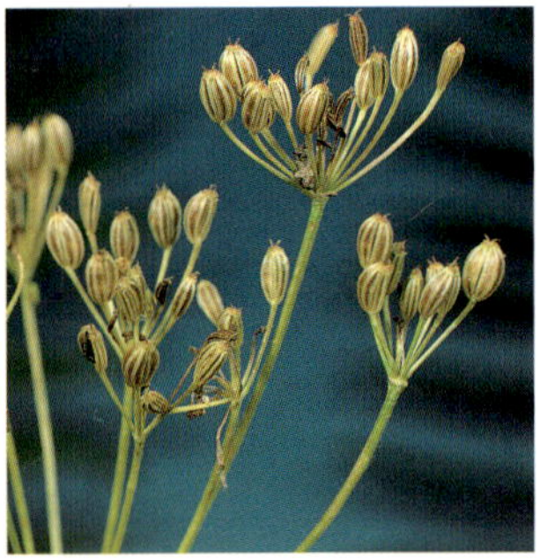

Fenchelsamen – bei Blähungen, vor allem im Säuglingsalter; Fenchel-Tee wirkt in den meisten Fällen besser als Anis-Tee, kann auch im Wechsel mit Anis-Tee gegeben werden.
• 1/2 Teelöffel zerdrückte Fenchelfrüchte mit 1/4 Liter kochendem Wasser übergießen, 10 Minuten ziehen lassen, danach abseihen.
1/4 Tasse (= 30 ccm) entweder der Flaschennahrung zusetzen oder vor der Mahlzeit geben.
Kümmelsamen – bestes Mittel gegen Blähungen.
• Für Säuglinge 1/4 Teelöffel Kümmelsamen, für Klein- und Schulkinder 1/2 Teelöffel Samen jeweils mit 1/2 Liter kochendem Wasser überbrühen, 10 Minuten ziehen lassen, abgießen.

Säuglinge: 1 Eßlöffel (15 ccm) der Flaschennahrung zusetzen oder vor der Mahlzeit geben.
Klein- und Schulkinder: 1 bis 2 Tassen Tee täglich.

Bei Durchfall, Magen- und Darm-Beschwerden

Brombeerblätter (auch Grundtee, Seite 34) – idealer Tee bei Durchfällen, da er Gerbstoffe enthält, die stopfend wirken.

• 2 Teelöffel Brombeerblätter mit 1/2 Liter kochendem Wasser übergießen, 10 Minuten ziehen lassen, abgießen. Bis zu 1 Liter Tee täglich schluckweise trinken.

Heidelbeeren – vor allem geeignet zur Unterstützung der diätetischen und medikamentösen Behandlung bei Durchfällen, bewährt auch bei schweren Formen von Mukoviszidose (Sekretionsstörung im Bauchspeicheldrüsen-, Darm- und Bronchialdrüsenbereich, die unter anderem chronische Durchfälle erzeugt) und Zöliakie (fettreiche Gärungsdurchfälle, verursacht durch Überempfindlichkeit gegen bestimmte Stärkeprodukte).

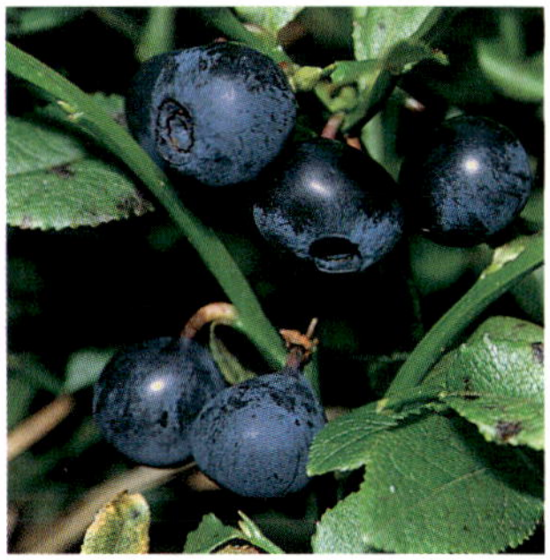

Getrocknete Heidelbeeren – das geeignete Mittel gegen Durchfall.

Größere Kinder kauen 3 bis 5 getrocknete Heidelbeeren vor jeder Mahlzeit, kleineren gibt man den Tee. Tee aus Heidelbeeren ist auch geeignet zum Gurgeln und Spülen bei Zahnfleisch-, Wangenschleimhaut- und Mundschleimhautentzündung.

• 5 Teelöffel Heidelbeeren in 1/2 Liter kaltem Wasser ansetzen, zum Kochen bringen, etwa 10 Minuten kochen lassen, danach abseihen.

Dreimal täglich 1 Tasse Tee.

Kamillenblüten – bei jeder Form von verdorbenem Magen und bei Darmbeschwerden als erstes ungesüßten Kamillen-Tee verabreichen; als Gurgelmittel, zum Beispiel bei Mandelentzündungen, bei Entzündungen der Wangenschleimhaut und des Zahnfleisches, kann Kamillen-Tee mit Heidelbeer-Tee zu gleichen Teilen gemischt werden.

Gurgelmittel bei Entzündungen in Mund und Rachen

Auch geeignet für *Inhalationen* (Seite 57) bei chronischem Schnupfen und Husten, die meist von einer Nebenhöhlenentzündung herrühren. Bei Kindern sind diese Erkrankungen sehr häufig geworden, vor allem im Winter, durch das Baden in Chlorwasser, das alle Schleimhäute angreift. Zur Wirkungssteigerung gibt man noch 1 bis 2 Tropfen Pfefferminz-Öl hinzu.

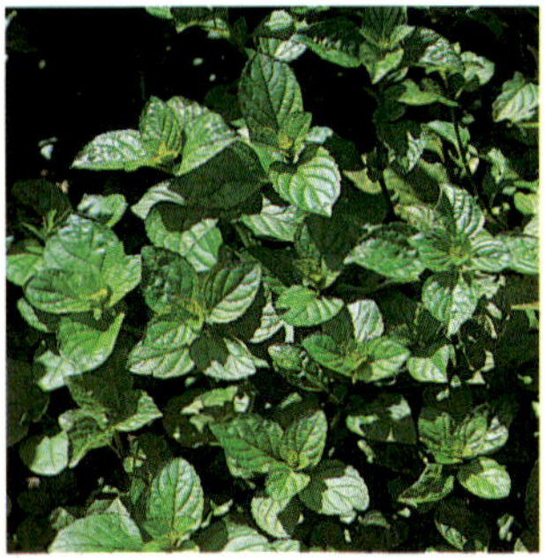

Pfefferminze hilft bei Magen-Darm-Störungen.

• 1 Eßlöffel Kamillenblüten mit 1 Liter kochendem Wasser übergießen, 10 Minuten ziehen lassen, abseihen. Dosierungsvorschriften finden Sie bei der Beschreibung der Krankheitsbilder (Seite 57 und 66).

Pfefferminzblätter – bei allen Magen-Darm-Störungen (siehe Kamille); der Tee darf ungemischt nicht länger als 1 Woche getrunken werden, da sich dann die Wirkung umkehren kann!

• 1 bis 2 Teelöffel Pfefferminzblätter mit 1/4 Liter kochendem Wasser überbrühen, 10 Minuten ziehen lassen, abseihen. Dreimal täglich 1 Tasse Tee schluckweise trinken, nicht auf einmal »hinuntergießen«!

Bei Halsentzündung

Salbeiblätter – bestes Gurgelmittel bei allen Formen von Angina (Halsentzündung), das in diesen Fällen immer angewendet werden sollte. Der Tee darf nicht zu stark aufgebrüht werden, er wird sonst von Kindern abgelehnt; zu stark zubereitet kann er die Schweißbildung unterdrücken.

• Einige frische Salbeiblätter oder 1/2 Teelöffel des getrockneten Salbeikrautes mit 1/4 Liter kochendem Wasser übergießen, 10 Minuten ziehen lassen, abgießen. Mindestens einmal stündlich mit einem Schluck des lauwarmen Tees, in den Sie auch die verordneten Medikamente geben können, gurgeln, anschließend hinunterschlucken.

Bei Fieber und Grippe

Lindenblüten – bester Tee bei allen fieberhaften Erkrankungen; keine Grippebehandlung ohne Lindenblüten-Tee, denn er regt den Stoffwechsel an, fördert das Schwitzen und »treibt so die Krankheit heraus«. Er sollte möglichst heiß getrunken werden, wodurch das Fieber steigen kann (das sollte Sie aber nicht erschrecken, Seite 23). Wenn jedoch das Fieber schon sehr hoch ist, bitte den Tee nur lauwarm geben – und nicht so stark. Die verordneten Arzneimittel können Sie Ihrem Kind in diesem Tee geben. Lindenblüten können zum Beispiel bei starkem Husten während einer Grippe mit Huflattichblättern oder Thymian gemischt werden – auch andere Zusammenstellungen sind möglich, wie in den Krankheitsbildern angegeben.

Ein Tee aus Lindenblüten wirkt schweißtreibend.

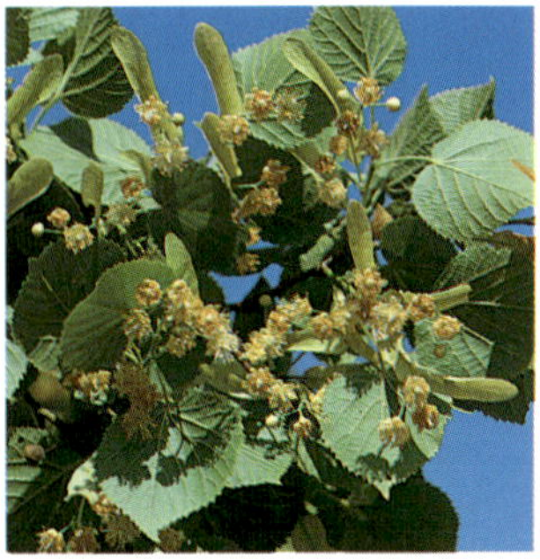

Auch vorbeugend gegen Erkältungskrankheiten ist Lindenblüten-Tee hervorragend geeignet. Geben Sie ihn vor allem infektanfälligen Kinder, entweder als Haustee oder als Bestandteil in einer Mischung.

• 1 Teelöffel Lindenblüten mit 1/4 Liter kochendem Wasser überbrühen, 5 Minuten ziehen lassen, abseihen. Etwas Honig (ab dem 9. Lebensmonat) und Zitronensaft zugeben.

Drei- bis fünfmal täglich 1/2 bis 1 Tasse Tee.

Bei sehr hohem Fieber wird der Tee weniger stark zubereitet: 1/2 Teelöffel Blüten auf 1/4 Liter Wasser.

Holunderblüten – zweitbester Tee (nach Lindenblüten-Tee) bei Erkältungen, kann mit Lindenblüten-Tee gemischt werden; verordnete Medikamente können Sie im Tee geben.

• 1 Teelöffel Holunderblüten mit 1/4 Liter kochendem Wasser übergießen, 10 Minuten ziehen lassen, abseihen.

Drei- bis fünfmal täglich 1/2 bis 1 Tasse Tee.

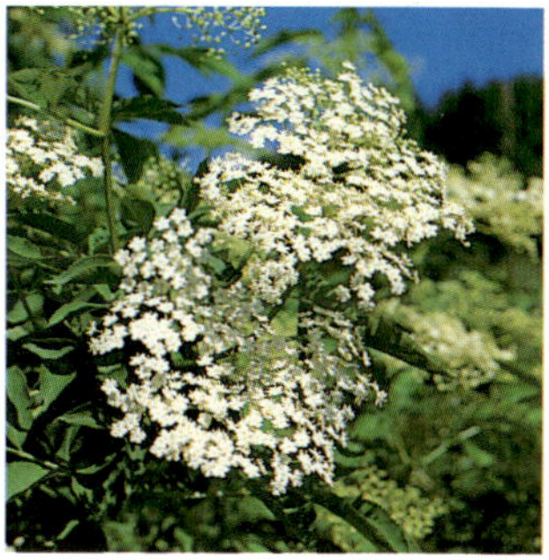

Holunderblüten-Tee hilft bei Erkältungen.

Huflattich wird diskutiert

Nach meiner Erfahrung aus langjähriger Praxis als Kinderarzt sind durch Verabreichen von Huflattich-Tee in den verordneten Dosierungen keine Gesundheitsschädigungen aufgetreten. Das Bundesgesundheitsamt empfiehlt, den Gebrauch von Huflattichtee auf 6 Wochen pro Jahr zu beschränken.

Bei Husten

Huflattichblätter – alle Arten von Husten werden durch Huflattich-Tee gelindert, auch Keuchhusten und eine spastische Bronchitis, er wirkt sowohl krampflösend als auch sekretionsfördernd; am besten zu gleichen Teilen gemischt mit Fenchel, Thymian, Melisse oder Spitzwegerich und – bei Fieber – mit Lindenblüten; Medikamente können in diesem Tee gegeben werden.

• 2 Teelöffel der Mischung mit 1/4 Liter kochendem Wasser übergießen, 10 Minuten ziehen lassen, abseihen. Mit Honig süßen (ab dem 9. Lebensmonat).

Drei- bis fünfmal täglich 1/2 Tasse Tee – möglichst warm.

Spitzwegerichblätter – vor allem bei trockenem Husten, wenn sich das Sekret schlecht löst; dieser Tee ergänzt sich besonders gut mit Huflattichblättern.

• 1 Teelöffel Spitzwegerichblätter mit 1/4 Liter kochendem Wasser übergießen, 5 Minuten ziehen lassen, abseihen.

Bis zu 3 Tassen Tee täglich. Mit Honig süßen (ab dem 9. Lebensmonat)

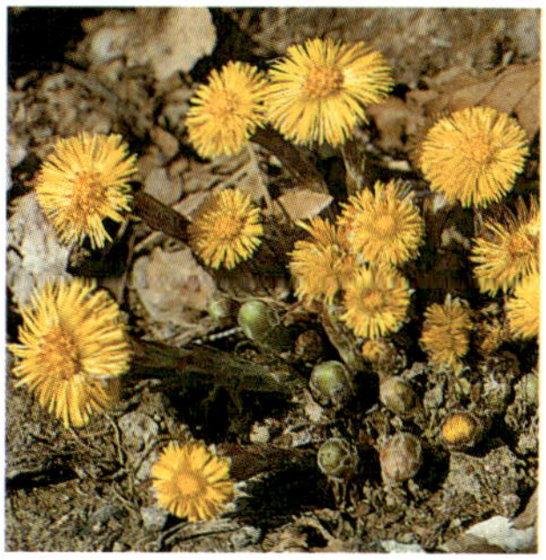

Husten, Keuchhusten und Bronchitis lindert ein Tee aus Huflattichblättern.

Thymiankraut – die Wirkung ist ähnlich wie die von Huflattichblättern, deshalb werden beide Teedrogen häufig zu gleichen Teilen miteinander gemischt. Sie sind wirksam bei allen Arten von Husten, vor allem bei Grippebronchitis. Die verordneten Medikamente können im Tee gegeben werden.
• 2 Teelöffel Thymiankraut (oder Teemischung) mit 1/4 Liter kochendem Wasser überbrühen, 10 Minuten ziehen lassen, abseihen.
Drei- bis fünfmal täglich 1/2 bis 1 Tasse Tee.

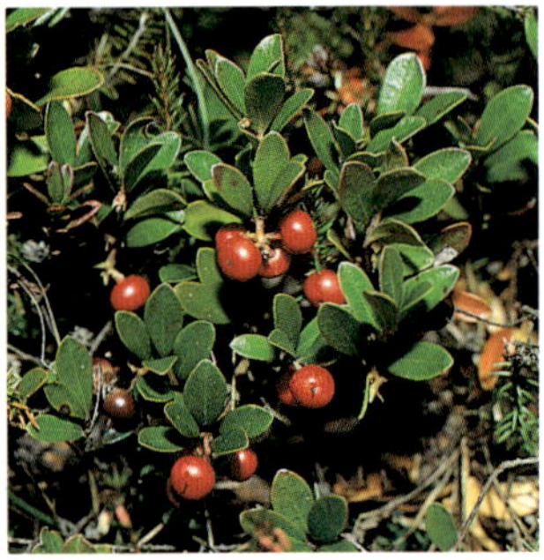

Bärentraube hilft bei Entzündungen von Niere und Blase.

Bei Blasen- und Nierenerkrankungen
Bärentraubenblätter – gute desinfizierende Wirkung im Nieren-Blasen-Bereich. Dieser Tee kann zur Wirkungssteigerung mit Kamillen-Tee gemischt werden.
• 1 Teelöffel gepulverte Bärentraubenblätter mit 1/4 Liter heißem Wasser übergießen, ziehenlassen. Täglich 2 bis 3 Tassen trinkwarmen Tee.

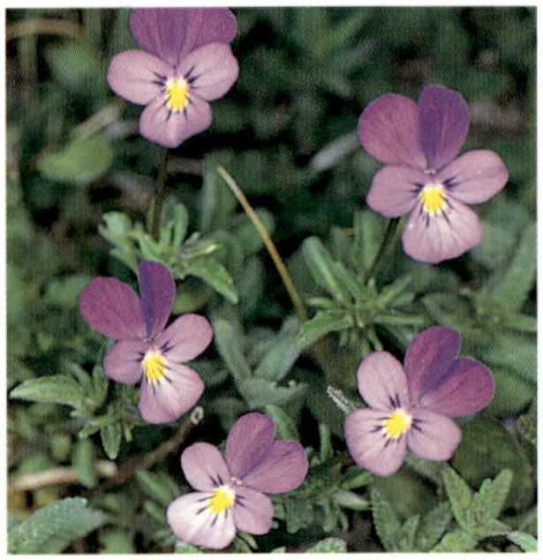

Das Kraut von Stiefmütterchen kann äußerlich und innerlich angewendet werden.

Bei Ekzemen
Stiefmütterchenkraut – wirkt hervorragend, vor allem äußerlich als Auflage bei nässenden Ekzemen. Stiefmütterchenkraut kann auch als Tee gegeben werden.
• Für Auflagen: 2 Teelöffel Stiefmütterchenkraut mit 1/2 Liter kochendem Wasser überbrühen. Bei äußerlicher Anwendung muß der Tee nicht abgeseiht werden. Mit dem warmen Tee ein Leintuch tränken, leicht ausdrücken, warm auf die kranke Stelle legen und mit einem Wolltuch abdecken. Diese Auflage so häufig wie möglich machen.
• Als Teegetränk: 2 Teelöffel Stiefmütterchenkraut mit 1/4 Liter kochendem Wasser überbrühen, 10 Minuten stehenlassen, abseihen. Brustkindern kann man vor dem Anlegen etwa 50 ccm Tee in der Flasche geben. Flaschenkindern kann man die Nahrung mit Tee anstelle von Wasser anrühren. Klein- und Schulkinder trinken 2 bis 3 Tassen Tee täglich.

Bei Nervosität, Schlafstörungen
Melisse – dieser Tee wirkt wunderbar beruhigend, vor allem bei Kindern, die die Tagesereignisse zu sehr in sich aufnehmen, sie bis zum Abend nicht verarbeitet haben und lange wach liegen.

• 1 Teelöffel Melissenblätter mit 1/8 Liter kochendem Wasser übergießen, 10 Minuten ziehen lassen, abseihen. Abends 1 Tasse.

Heilpflanzen-Auszüge

Zur Phytotherapie gehört auch die Behandlung von Krankheiten mit Heilpflanzen-Vollauszügen. Meistens sind es Auszüge aus der ganzen Pflanze, also aus Frucht, Blatt, Stengel und Wurzel.

Im Gegensatz zu standardisierten Einzelwirkstoff-Extrakten enthalten diese Vollauszüge alle Inhaltsstoffe, also auch Begleitstoffe, die in der Regel die Wirkung abrunden.

Vollauszüge sind ohne Nebenwirkungen, auch Überdosierung führt nicht zu Problemen – die in der Kinderheilkunde verwendeten Heilpflanzen haben selbst bei hoher Dosierung keinerlei Nebenerscheinungen.

Der Auszug wirkt »bedächtiger«

Zu den wichtigsten Heilpflanzen-Auszügen, die man als Vorrat zu Hause haben und nach Vorschrift bei den genannten Beschwerden einsetzen sollte, gehören:

Bei stumpfen Verletzungen

Arnika-Essenz – bei Verstauchungen, Verrenkungen und Blutergüssen sowie bei Gehirnerschütterung als Kompressen laufend auflegen. Gleichzeitig können Sie innerlich Homöopathika geben (Seite 99). Eine raschere und überzeugendere Wirkung von Heilpflanzen-Auszügen als die der Arnika-Essenz gibt es kaum.

Für Umschläge, Kompressen

• Zu Umschlägen Arnika-Essenz im Verhältnis 1:9 mit Wasser verdünnen. Arnika ist auch als 10prozentige *Salbe* im Handel erhältlich.

Bei offenen Wunden

Calendula-Essenz empfiehlt sich als Erste Hilfe bei allen offenen Wunden; sie hat nicht nur eine reinigende Wirkung, sondern fördert auch Heilung und Narbenbildung.

• Zu Umschlägen Calendula-Essenz im Verhältnis 1:9 mit Wasser verdünnen. Auch eine 10prozentige Calendula-Salbe ist im Handel erhältlich.

Baldrian beruhigt manche Formen von Hyperkinese
Hyperkinese bezeichnet eine krankhafte Steigerung des Bewegungsdrangs. Heute weiß man, daß unterschiedliche Ursachen dafür verantwortlich sind. Eine Behandlung kann nur durch den erfahrenen Arzt erfolgen.

Bei Schlaflosigkeit und Nervosität
Baldrian-Tinktur – bei nervösen Reizzuständen, die zu Schlaflosigkeit führen, hat Baldrian-Tinktur eine wunderbar entspannende Wirkung. Sie kann auch ängstlichen Kindern vor Schulaufgaben gegeben werden (in der angegebenen Dosierung nach dem Frühstück), sie macht nicht müde, sondern beruhigt durch Entkrampfung.
• 30 bis 40 Tropfen Baldrian-Tinktur auf Zucker, eine Stunde vor dem Schlafengehen.

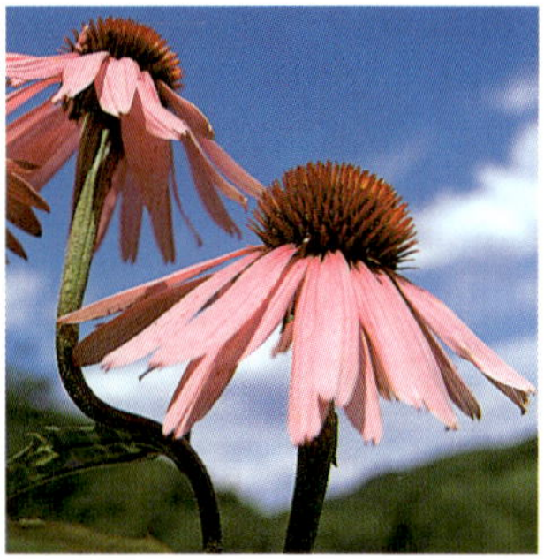

Die Extrakte des Roten Sonnenhuts stärken die Abwehrkräfte.

Bei Erkältungen
Echinacea-Tinktur – gutes Vorbeugemittel für Kinder mit Neigung zu rezidivierenden (sich wiederholenden) katarrhalischen Infekten. Als flankierende Maßnahme bei allen Erkältungskrankheiten, weil diese Pflanze die körpereigene Abwehrkraft stärkt.
• In jedem Herbst dreimal täglich 10 bis 20 Tropfen Echinacea-Tinktur vor den Mahlzeiten über 6 Wochen.

Bei Nervenverletzungen, Bettnässen
Johanniskraut als Öl-Auszug – das Rotöl, wie dieser Öl-Auszug genannt wird, überall da einreiben, wo Nervenverletzungen angenommen werden können.
• Wenn Sie den Eindruck haben, daß Ihr Kind – meist in der Zeit zwischen Zahnwechsel und Pubertät – Schwierigkeiten mit sich selbst hat, wenn es vermehrt weint und verschlossener ist als sonst, dann reiben Sie ihm morgens und abends etwas Johanniskraut-Öl über der Herzgegend ein. Und bettnässenden Kindern sollten Sie abends – als zusätzliche Therapie zu den verordneten Medikamenten – etwas Rotöl auf die Oberschenkelinnenseiten auftragen.

Bei Blähungen
Für Säuglinge
Kümmelöl – lindert Blähungen bei Säuglingen.
• 1 bis 2 Tropfen Kümmelöl vor jeder Mahlzeit zwischen Brustbeinende und Nabel verreiben.

Schweißhemmende Mittel
Neigt Ihr Kind zu vermehrter Schweißbildung, so ist eine Behandlung mit *Salbei-Tinktur* als Salvia officinalis 10 % – anzuraten. Sind die Achselhöhlen von dieser Schweißbildung besonders betroffen, geben Sie flankierend noch *Sulfur D12* – eine Tablette abends vor der Mahlzeit – hinzu; sollten mehr die Füße betroffen sein, so empfiehlt sich zu der Salbeikur die Einnahme von *Silicea D12* – abends eine Tablette vor dem Essen.

Homöopathie und homöopathische Mittel

Homöopathika werden aus tierischen, pflanzlichen und mineralischen Stoffen hergestellt

Um die Selbstheilungskräfte des Körpers zu unterstützen, setzte der Begründer der Homöopathie, der Arzt Samuel Hahnemann (1755 bis 1843), bei der Behandlung von Krankheiten erstmalig schwache Dosierungen von tierischen, pflanzlichen und mineralischen Stoffen ein.
Der Name Homöopathie kommt aus dem Griechischen: homoios = ähnlich, pathos = das Leiden, die Krankheit; Fundament der Homöopathie ist die Ähnlichkeitsregel »similia similibus curantur = Ähnliches möge mit Ähnlichem geheilt werden«.
Gemeint ist hier die Ähnlichkeit der Krankheitssymptome mit einem damit möglichst deckungsgleichen »Arzneimittelbild«, das bei der »Arzneimittelprüfung« am gesunden Menschen gewonnen wird.

Symptom und Arzneimittelbild
Diese beiden Begriffe sollen an einem Beispiel erläutert werden: Bohnenkaffee ruft beim gesunden Menschen unter anderem Schlaflosigkeit hervor, die dadurch charakterisiert ist, daß der Kaffeetrinker, obwohl er müde ist und schlafen möchte, durch einen Reichtum an lebhaften, beschwingten Ideen und Gedanken vorwiegend angenehmer Art wach gehalten wird. Diese besondere Art der Schlaflosigkeit, die bei einem gesunden Menschen nur durch Bohnenkaffee hervorgerufen wird, ist – gemäß unserem Beispiel – das Ergebnis der Arzneimittelprüfung des homöopathischen Mittels *Coffea*.

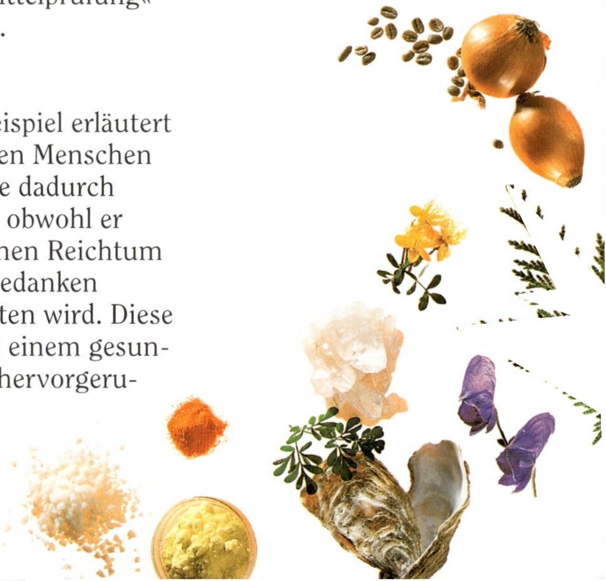

Arzneimittelprüfung am gesunden Menschen

Mit Hilfe einer Arzneimittelprüfung also wird festgestellt, welche Wirkungen ein Homöopathikum beim gesunden Menschen hervorruft.
Die Summe der durch das Mittel ausgelösten Symptome wird als »Arzneimittelbild« bezeichnet.
Nach der Ähnlichkeitsregel müßte nun homöopathisch aufbereiteter Kaffee eine Schlaflosigkeit der geschilderten Art, also dem Arzneimittelbild von Coffea entsprechend, sanft, schnell und dauerhaft heilen. Und in der Tat können wir dies immer wieder beobachten.

Sorgfältige Suche nach den Symptomen

Ich habe Ihnen die durch Kaffee hervorgerufene besondere Art der Schlaflosigkeit deshalb so genau geschildert, weil der Begriff Schlaflosigkeit, ohne daß er näher präzisiert ist, für die Homöopathie ein zu allgemeines Symptom ist, um die Auswahl des richtigen Medikaments zu ermöglichen. Denn eine Schlaflosigkeit kann viele Ursachen haben und sich demgemäß in vielen verschiedenen Symptomen äußern, zum Beispiel durch Angst, Aufregung, Freude, lebhafte Gedanken, Herzklopfen, Kummer, Kälte und andere mehr.

Das Mittel nach den Beschwerden auswählen

Erst dann, wenn die Symptome genau und ohne jede Verwechslungsmöglichkeit präzisiert sind, kann durch einen Vergleich mit den Arzneimittelbildern der homöopathischen Mittel das richtige Medikament gefunden werden.

Potenzierung der Ausgangssubstanz

Bei der Herstellung der Homöopathika wird die vorherige Potenz zum »Samen« für die nächste, sie wächst durch die Verdünnungssubstanz und wird durch das Verschütteln oder das Verreiben zu einem neuen Heilmittel.
Dieses »stufenförmige« dynamisierende Behandeln einer Ausgangssubstanz (Kasten Seite 47) bringt neue oder verwandelte Wirkungen und Eigenschaften zum Vorschein; die Ausgangssubstanz wird also nicht »verdünnt« mit dem Ergebnis einer verringerten Wirksamkeit, sondern sie wird potenziert, dynamisiert.

Herstellung der Homöopathika
In Deutschland wird hauptsächlich nach dem Dezimalsystem potenziert: 1 Teil Ausgangssubstanz (zum Beispiel Pflanzenpreßsaft oder -pulver), mit 9 Teilen Lösungsflüssigkeit oder -substanz (meist Alkohol oder Milchzucker) verschüttelt oder verrieben, ergibt die Potenzierung D1 (D = Dezimal). Nach diesem System werden alle Potenzstufen hergestellt. Jede Potenz – zum Beispiel D1 – dient der aus ihr bereiteten – zum Beispiel D2 – als Ausgangssubstanz.

Darauf beruht die Heilwirkung
Die Heilwirkung der Homöopathika ist nach neuesten naturwissenschaftlichen Erkenntnissen damit zu erklären, daß alle biologischen Reaktionen aufgrund von Reizen in allerkleinsten Größenordnungen zustande kommen. Und nach einer anerkannten Regel wird die Lebenstätigkeit im Organismus durch kleine Reize angefacht, durch mittelstarke gefördert, durch starke gehemmt und durch stärkste Reize aufgehoben. Vor allem beim Kind können wir mit homöopathischen Medikamenten die weitaus meisten Krankheiten sanft, schnell und ohne Nachwirkungen heilen.

Homöopathika sind bei Kindern besonders wirkungsvoll

Auch der Homöopathie liegt der Gedanke zugrunde, den wir schon seit Hippokrates kennen (Seite 5): Krankheit ist Ausdruck einer Störung des inneren Gleichgewichts des Menschen. Auch Hahnemann sah in allen Beschwerden Hinweise auf mögliche Veränderungen aller unserer Kräfte. Er verstand die Homöopathika niemals als Mittel gegen nur ein Symptom, sondern als notwendige Hilfen zur Aktivierung der körpereigenen Abwehrkräfte. Er heilte also nicht die Krankheit, sondern den kranken Menschen.

Wasser und Wärme als heilsame Reize

Das Wasser benutzen wir hauptsächlich, um thermische Reize (Temperatur-Reize) gut dosiert an den Körper heranzubringen, sei es, daß wir eine Reiztherapie mit Kälte (kurze Kaltabwaschungen, Wickel) oder mit Wärme (Schwitzbäder, Wickel, Inhalationen) vorhaben.
Die Anweisungen für die bekanntesten Wasser-Anwendungen stammen von Pfarrer Kneipp, der über hundert verschiedene Techniken angegeben hat.

So wirkt das Wasser
Der Temperatur-Reiz löst sowohl an der applizierten Stelle des Körpers als auch reflektorisch an inneren Organen Reaktionen aus. Zudem regt das Wasser – ob kalt oder warm – auch das Nervensystem an. Neben einer lokalen Wirkung kann so auch eine »Umstimmung« im Organismus erreicht werden.

Setzen Sie das Wasser richtig ein
Mit Wasser-Anwendungen können Sie zum einen leichte Erkrankungen selbst behandeln, zum anderen ärztliche Anordnungen sinnvoll unterstützen und so Arzneimittel einsparen – was gerade für den kindlichen Körper sicher sehr von Vorteil ist.
Als vorbeugende Maßnahmen eingesetzt – zum Beispiel täglich durchgeführte kalte Abwaschungen –, wehren sie Krankheiten ab, und Sie erhalten damit Ihrem Kind langfristig seine Gesundheit. Die ärztliche Behandlung bei ernsten Erkrankungen können und dürfen diese unterstützenden Maßnahmen allerdings nicht ersetzen.
Ganz allgemein gilt, daß alle Anwendungen in Ruhe, jedoch rasch durchzuführen sind; wichtig ist, daß sich Ihr Kind dabei wirklich »betreut« fühlt. Das Zimmer – Schlaf- oder Badezimmer – muß warm sein. Vor jeder Maßnahme lassen Sie das Kind die Blase entleeren, bei längeren Anwendungen, zum Beispiel bei Überwärmungsbädern, soll vorher der Darm durch Einlauf (Seite 57) entleert werden.
Die Kinder müssen während der Dauer der Anwendung ständig unter Ihrer Aufsicht sein, während beziehungsweise nach der Anwendung hat das Kind im Bett zu liegen.

Wenn Ihr Kind sich sträubt
Anwendungen, welcher Art immer, sollten niemals gegen den Widerstand des Kindes durchgeführt werden. Ist das Kind von vornherein ablehnend, dann versuchen Sie, es mit geduldigen Erläuterungen von der Notwendigkeit dieser Anwendung zu überzeugen.

Wasseranwendungen – kalt und warm
Kaltwasser-Anwendungen kommen bei Kindern als Ganz- oder Teilabwaschung sowie als Wickel in Betracht. Allerdings sollte man bei Säuglingen und Kleinstkindern mit kaltem Wasser zurückhaltend sein. Bedenken Sie bitte: Frierende Kinder vertragen kein

kaltes Wasser; auf kalte Haut sollten nie kalte Wasser-Anwendungen gebracht werden; empfindet das Kind eine Anwendung mit kaltem Wasser als unangenehm, dann sollte sie nicht wiederholt werden.

Kaltabwaschungen

Die Kaltabwaschungen wirken wunderbar bei Einschlafstörungen vor allem jener Kinder, die die Tagesereignisse zu intensiv in sich aufnehmen und am Abend noch nicht verarbeitet haben. Auch schlechtes körperliches Gedeihen ist eine Indikation für die Ganzabwaschung mit kaltem Wasser.

Selbst bei hochfieberhaften Krankheiten kann die Kaltabwaschung mehrmals täglich durchgeführt werden. Sie hat neben einer fiebersenkenden auch eine schweißtreibende Wirkung und verkürzt ohne Zweifel jeden Infekt.

Am besten führen Sie diese Anwendung abends vor dem Zubettgehen durch. Sie können dem Wasser einen Schuß *Essig* oder *Kamillen-Tee* (Rezept Seite 39) zusetzen oder einen Eßlöffel *Salz* oder eine halbe chemisch nicht behandelte *Zitrone,* die Sie unter Wasser kleinschneiden müssen.

- Man taucht ein grobes Frottiertuch in kaltes Wasser, drückt es kurz aus und reibt damit – zur Körpermitte hin – Hände und Arme, Füße und Beine, schließlich Brust, Bauch und Rücken – ebenfalls in Richtung des Herzens – rasch ab. Das Ganze ist in wenigen Sekunden beendet; das Kind darf dabei nicht frieren, deshalb müssen Sie darauf achten, daß das Zimmer warm ist. Anschließend ohne Abtrocknen – das Kind ist ja auch kaum naß geworden – den Schlafanzug anziehen lassen, es zu Bett bringen und gut zudecken. Es empfindet danach eine wohlige Wärme, schläft meist rasch und tief ein.

Wenn sie einmal daran gewöhnt sind, empfinden Kinder diese Anwendung als so angenehm, daß sie oft danach verlangen.

Bei großer Ängstlichkeit vor der Ganzabwaschung machen Sie Teilabwaschungen mit kaltem Wasser. Waschen Sie zunächst nur Hände und Füße ab, bis das Kind so viel Vertrauen gewonnen hat, daß Sie diese Maßnahme erweitern können.

Akutmaßnahme
Vorbeugend

Kaltabwaschung:

- *Bei Einschlafstörungen*
- *Bei Fieber*

So wirkt das Überwärmungsbad
Schlenzbäder haben eine große therapeutische Breite – ich zitiere aus dem Buch »Die Schlenzkur« (Seite 121): Sie ermöglichen den Abbau und die Ausfuhr von Gewebsschlacken, führen zu einer besseren Gewebsdurchblutung und verbessern das vielgestaltige Abwehrvermögen des Körpers. Durch Aktivierung des Krankheitsprozesses wird die Krankheit schneller überwunden.

Akutmaßnahme
Vorbeugend

Überwärmungsbad:

- *Bei Fieber*
- *Bei chronischen Nebenhöhlenerkrankungen*
- *Bei Nervosität*

Warme Bäder
Das Überwärmungsbad nach Schlenz hat sich als Zusatzbehandlung bei allen fieberhaften Erkrankungen als sehr wirkungsvoll erwiesen. Milde angewandt, also mit sehr langsamer und geringer Überwärmung, kann es sogar bei schwersten Formen von hochfieberhaften Erkrankungen durchgeführt werden. Aber auch bei chronischen, allen Behandlungsmethoden trotzenden Nebenhöhlenentzündungen kann ein Überwärmungsbad – intensiv gestaltet, also mit stärkerer Überwärmung – eine Ausheilung der Krankheit bewirken. Auch wirkt das Überwärmungsbad beruhigend und ausgleichend bei nervösen, zappeligen Kindern, vor allem wenn es vor dem Schlafengehen angewandt wird.
- Vor dem Bad wird das Wasser genau auf die Körpertemperatur des Kindes angewärmt (mit dem Fieberthermometer messen!). Sie helfen dem Kind in die Wanne, in der es ausgestreckt im Wasser liegt – so, daß nur Mund und Nasenspitze herausschauen, Hinterkopf und Haare also sind im Wasser.

Kleineren Kindern müssen Sie den Kopf mit der Hand halten, bei größeren Kindern liegt er auf einem Sack, zum Beispiel dem Heublumensack (Seite 56) oder einem Ball.
Innerhalb der nächsten 30 Minuten erhöhen Sie die Wassertemperatur um 1 bis 1,5 °C durch langsames Zufließenlassen von wärmerem Wasser (das Sie bitte vom Fußende her in die Wanne einlaufen lassen, um Verbrühungen zu vermeiden).
Durch die Erhöhung der Wassertemperatur wird beim Kind ein »künstliches Fieber« erzeugt, das mit einem schnelleren Puls (Pulsfrequenzsteigerung) einhergeht und eventuell zunächst als unangenehm empfunden werden kann.
Bürsten Sie das Kind jetzt unter Wasser immer wieder einmal mit einer weichen Bürste ab oder rubbeln Sie es mit einem groben Waschlappen ab, lassen Sie es

anschließend kurz aufsitzen. Im Laufe der Zeit entspannt es sich und fühlt sich zunehmend wohler.
Dauer des Überwärmungsbades etwa 1/2 Stunde, während dieser Zeit drei- bis viermal abbürsten beziehungsweise abrubbeln und aufsitzen lassen.
Da das Kind stark schwitzt, ist während des Badevorganges, am besten in der Aufsitzphase, eine Flüssigkeitsgabe (Tee) notwendig. Geben Sie einen Tee aus einer Mischung von Hagebutten mit Kernen, Lindenblüten und Malven zu gleichen Teilen (Zubereitung 1, Seite 33), dem Sie Zitronensaft und Honig zusetzen.
Zur Beendigung des Überwärmungsbades setzt sich das Kind in der Badewanne zunächst auf, danach steht es langsam auf, wird sofort in vorgewärmte Frottiertücher oder den Bademantel eingewickelt und ins mit Wärmflaschen angewärmte Bett gelegt. Während des nun folgenden Nachschwitzens geben Sie weiterhin Tee zu trinken.
Überwärmungsbäder können in akuten Situationen wiederholt werden, bei chronischen Erkrankungen sind sie kurmäßig jeden zweiten Tag oder dreimal wöchentlich durchzuführen.

Beim Überwärmungsbad lassen Sie bitte Ihr Kind niemals allein

Das *Heublumen-Bad* fördert allgemein den Stoffwechsel, regt das Schwitzen an – bringt etwas »in Gang«.
• 1 gehäufter Eßlöffel Heublumen mit 1 Liter kaltem Wasser ansetzen, zum Kochen bringen, 1/2 Stunde ziehen lassen, abseihen. Diese Flüssigkeit dem Bad zusetzen.

Heublumenbad:

• *Bei beginnender Erkältung*

Das *Stiefmütterchen-Bad* ist angezeigt bei der Behandlung von schweren Ekzemen.
• 1/2 Eßlöffel Stiefmütterchenkraut mit 1 Liter kaltem Wasser ansetzen, zum Kochen bringen, 1/2 Stunde ziehen lassen, abseihen. Diesen Sud dem Bad zugeben.

Stiefmütterchenbad:

• *Bei schweren Ekzemen*

Fußbäder

Ein ansteigendes Fußbad sollten Sie durchführen als Vorbeugung und zu Beginn jeder Erkältung, wenn die Grippe »im Anzug« ist, bei allen chronischen Erkrankungen der oberen Luftwege wie Nebenhöhlenentzündungen, Luftröhrenkatarrh, Bronchitis, aber auch bei einem akuten Asthma-Anfall und immer dann, wenn Ihr Kind kalte Füße hat. Es wird von den Kindern als sehr angenehm empfunden, der Kopf »hellt sich auf«,

Fußbad:

• *Bei Erkältungen*
• *Bei chronischen Erkrankungen*
• *Bei kalten Füßen*

TIP

Zur Wirkungssteigerung setzen Sie dem Fußbad zwei gehäufte Eßlöffel Senfmehl (Apotheke) zu.

außerdem wird die Atmung entkrampft, und der Schleim löst sich.

• Man benutzt ein großes, hohes Gefäß – die Füße müssen gut darin Platz haben –, füllt es bis über die Knöchel mit angenehm warmem Wasser, dessen Temperatur durch (vorsichtiges!) Zugießen von heißem Wasser langsam gesteigert wird. Die Temperatur muß für die Badedauer von etwa 10 Minuten als angenehm empfunden werden. Danach Beine und Füße abtrocknen und am besten Wollsocken anziehen.

Akutmaßnahme

Kaltwasserwickel – an Waden und Hals

Der *Wadenwickel,* eine sehr bewährte, leicht fiebersenkende Anwendung, ist angezeigt bei Temperaturen über 39 °C und gleichzeitig bestehender Unruhe. Er senkt das Fieber um 1/2 bis 1 °C und entlastet den Kopfbereich. Benommenheit, Unruhe und Kopfschmerzen reduzieren sich oder verschwinden, das Fieber wird nach unten abgeleitet, der Kopf wird wieder frei.

Wadenwickel:

- *Bei Fieber mit Kopfschmerz oder Unruhe*

• Man taucht ein mehrfach in Längsrichtung zusammengefaltetes Leinentuch in kaltes Wasser (dem man einen Schuß Essig zusetzen kann), wringt es gut aus (es darf nicht mehr tropfen) und wickelt es – glattgestrichen – um den Unterschenkel, darüber zunächst ein trockenes Leinentuch, das auf beiden Seiten das feuchte Tuch überlappen muß, dann ein Wolltuch, das nicht so breit sein sollte wie das Leinentuch, damit die Wolle auf der Haut des Fiebernden nicht stört. Dieser Wickel wird an beiden Unterschenkeln angelegt. Nach etwa 1/2 Stunde werden die Wickel abgenommen, die Beine gut abfrottiert. Wadenwickel können nach einer Stunde wiederholt werden. Wickeln Sie das Tuch immer straff um die Waden, lose Wickel sind wirkungslos und unangenehm auf der Haut. Damit sich Ihr Kind im Bett noch bewegen kann, können Sie ihm große Strümpfe über die Wickel ziehen.

Halswickel:

- *Bei Angina*
- *Bei Mumps*

Bei Angina (Halsentzündungen) ist ein *Halswickel* wirkungsvoll, ebenso bei Mumps (Ziegenpeter) und Lymphdrüsenschwellung am Hals. Er bewirkt eine stärkere Durchblutung und aktiviert krankheitsabbauende Prozesse.

• Man taucht ein mehrfach in Längsrichtung zusammengefaltetes Leinentuch in kaltes Wasser, wringt es aus und wickelt es – glattgestrichen – um den Hals. Darüber kommt zunächst ein trockenes Leinentuch, das auf beiden Seiten das feuchte Tuch überlappen muß, danach ein Wollschal, der nicht ganz so breit sein sollte wie das trockene Tuch, damit die Wolle auf der Haut nicht kratzt. Dem Wasser können Sie *essigsaure Tonerde* (1 Eßlöffel) oder *Salz* (1 Teelöffel auf 1/4 Liter Wasser) zusetzen. Auch hier nicht zu locker wickeln.

Der Halswickel ist eine einfache, wirkungsvolle Anwendung

Nach 10 Minuten muß der Halswickel abgenommen werden. Den Hals abtrocknen und einen Seidenschal oder (wenn es vertragen wird) ein Wolltuch umwickeln. Der Halswickel kann nach einer Stunde wiederholt werden.

Spezielle Wickel für Brust, Bauch und Niere

Von den Brustwickeln ist der *Quarkwickel* am wirksamsten, der sich als wohltuend schleim- und krampflösend erwiesen hat, vor allem bei Bronchitis nach Erkältungskrankheiten und der spastischen asthmatischen Bronchitis.

Quarkwickel:

• *Bei Bronchitis nach Erkältungen*
• *Bei asthmatischer Bronchitis*

• Man legt auf ein in Längsrichtung zusammengefaltetes Frottiertuch, das danach breiter sein muß, als der Brustumfang des Kindes, eine Windel, die größer sein muß, so daß sie nach unten über das Frottiertuch hinausragt. Auf die Windel streicht man zimmerwarmen, fettlosen, frischen Quark – 1 Zentimeter dick, etwa 10 Zentimeter hoch und so breit wie der Brustumfang ist, so daß ein Säuregürtel (= Quarkgürtel) die Brust des Kindes umschließt. Danach schlägt man den nach unten hängenden Windelteil nach oben, so daß er den Quarkgürtel abdeckt. Das Kind wird auf den so vorbereiteten Wickel gelegt, die Windel und das Handtuch werden um den Oberkörper gewickelt und zusammengeheftet.

Dieser Wickel kann mindestens 1 Stunde liegenbleiben; wird er am Abend angelegt, sogar die Nacht über. Die Kinder schlafen damit oft viel besser, schon deshalb, weil sie durch die rasch einsetzende Entkrampfung und Linderung des Hustens ihr oft bestehendes Schlafdefizit aufholen können.

Abends angelegt, kann der Quarkwickel über Nacht liegenbleiben

Zitronenwickel:

- *Bei Asthma*
- *Bei spastischer Bronchitis*

Der *Zitronenwickel* ist einfacher und beinahe genauso wirkungsvoll wie ein Quarkwickel. Er wirkt entkrampfend bei spastischer Bronchitis und bei Asthma.
• Man legt auf ein Frottiertuch ein etwa 10 cm hohes, zuvor in puren Zitronensaft getauchtes feines Baumwolltuch – es muß so lang sein, daß es den Oberkörper umschließt. Das Kind wird auf das Baumwolltuch gelegt, der Wickel wird über der Brust zusammengebunden. Er kann stundenlang belassen werden.

Kartoffelwickel:

- *Bei Husten*

Der heiße *Kartoffelwickel,* zur Hustenlinderung und Schleimlösung sehr wirkungsvoll, muß genau nach Vorschrift und vorsichtig angewendet werden; es besteht die Gefahr, Kinder damit zu verbrennen.
• Man legt auf ein mehrfach in Längsrichtung zusammengefaltetes Frottiertuch, das danach breiter sein muß als der Brustumfang des Kindes, eine Windel, die größer sein sollte, so daß sie unten über das Handtuch hinausragt. Auf die Windel streicht man warme (nicht heiße!), etwas zerdrückte gekochte Kartoffeln – auf eine Fläche von 10 x 25 cm, je nach Alter (= Größe) des Kindes. Danach schlägt man den unteren Windelteil nach oben, so daß er die Kartoffeln abdeckt. Jetzt muß unbedingt nochmals die Temperatur der Kartoffeln mit dem Handrücken eine Minute lang geprüft werden! Erst danach wird das Kind auf den vorbereiteten Wickel gelegt, Windel und Handtuch werden um den Oberkörper gewickelt und zusammengeheftet. Achten Sie bitte darauf, daß die Kartoffeln nicht herausgedrückt werden, wenn sich das Kind hinlegt! Der Wickel kann etwa 20 Minuten liegenbleiben.

Kamillenwickel:

- *Bei Erbrechen*
- *Bei Bauchschmerzen*
- *Bei Krämpfen*

Ein *Kamillen-Bauchwickel* hilft bei allen Magen-Darm-Störungen wie Erbrechen, Bauchschmerzen, Krämpfen.
• Man taucht ein mehrfach in Längsrichtung zusammengefaltetes Frottiertuch in gut warmen Kamillen-Tee (Rezept Seite 40), legt eventuell die abgeseihten Kamillenblüten dazwischen und fixiert es – so warm, wie es das Kind verträgt (nicht übertreiben!) – im Schmerzbereich mit einem etwas größeren Wolltuch. Zur Wirkungssteigerung kann man eine Wärmflasche auflegen. Der Wickel bleibt etwa 1/4 Stunde liegen, er kann nach einer Stunde wiederholt werden.

Bei allen Bauchwickeln gilt, daß ihr Druck als unangenehm empfunden werden kann – in diesen Fällen muß man auf diese Anwendung verzichten. Bitte legen Sie alle warmen Bauchwickel, vor allem im Unterbauchbereich, erst nach Rücksprache mit dem Arzt auf, da bei einer Blinddarmentzündung lokale Wärme fehl am Platze wäre.

Den Arzt fragen

Bei akuter Nierenentzündung hilft ein *Nierenwickel:*
• Er wird getränkt mit Ackerschachtelhalm-Tee (Rezept: 1 bis 2 Teelöffel Kraut pro Tasse mit heißem Wasser übergießen, nach 1/2 Stunde abgießen) und im Bereich der Nieren so angelegt wie gerade geschildert.

Ackerschachtelhalm-Wickel:

• *Bei Nierenentzündungen*

Bei akuten Ohrenschmerzen ist ein *Zwiebelwickel* sehr wirkungsvoll. Der Ohrenwickel ist als erste Hilfe zu empfehlen, bevor der Arzt kommt, weil er dem Kind Schmerzfreiheit ohne Zäpfchen beschert.
• Man hackt rohe Zwiebeln klein, wickelt sie in ein Taschentuch ein, das man auf das schmerzende Ohr legt und mit einem schräg über den Kopf geführten Handtuch festbindet. Zur Wirkungssteigerung kann sich das Kind mit dem umwickelten kranken Ohr auf eine Wärmflasche legen. Mit der Wärme dringen die heilenden Zwiebeldämpfe noch intensiver ins Ohr.

Zwiebelwickel:

• *Bei Ohrenschmerzen*

Der Zwiebelwickel muß gut sitzen und wird am besten mit einem schräg über den Kopf geführten Tuch befestigt.

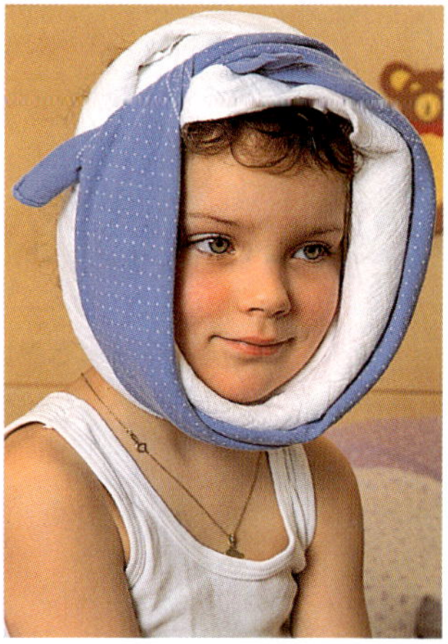

Umschläge, Kompressen, Auflagen

Besser als ein Wickel hilft in manchen Fällen ein Umschlag oder eine Kompresse, so zum Beispiel bei einem Ekzem. Eine alte Regel lautet: Feuchte Ekzeme sollen feucht behandelt werden. Es empfehlen sich in einem solchen Fall körperwarme *feuchte Umschläge* mit Stiefmütterchen-Tee (Rezept Seite 42). Man kann dem Tee noch 2- bis 5prozentigen Eichenrindenextrakt zusetzen; die gerbende Wirkung fördert das Trockenwerden des nässenden Ekzems.
Die Umschläge müssen über Stunden liegen bleiben und feucht gehalten werden, am besten feuchten Sie die Tücher immer wieder mit dem warmen Tee an. Dabei müssen Sie darauf achten, daß die entsprechende Körperstelle durch die Feuchtigkeit nicht unterkühlt; Sie können zusätzlich eine *Heizsonne* oder *Rotlicht* aufstellen (Abstand der Wärmequelle zum

Feuchte Umschläge:

- *Bei nässenden Ekzemen*

Umschlag: 120 cm). Setzen Sie gegebenenfalls mit der Anwendung aus, bis die Hauttemperatur wieder normal ist. Nicht mit Plastikfolie abdecken!

Heublumen-Säckchen:

- *Bei Gelenkentzündungen*
- *Bei Darmkrämpfen*

Auch das *Heublumen-Säckchen* als Auflage ist eine sehr wirkungsvolle Anwendung, vor allem bei Gelenkentzündungen, aber auch als Leibauflage bei Darmkrämpfen, hier jedoch muß darauf geachtet werden, daß das Heublumen-Säckchen nicht zu schwer ist.

• In der Größe der zu behandelnden Stelle müssen Sie sich einen Sack aus grobem Leinen nähen, den Sie 5 bis 8 cm dick mit Heublumen füllen, danach zunähen, in einem Topf mit siedendem Wasser übergießen und etwa 15 Minuten lang darin liegenlassen. Den Topf gut zudecken, damit die Wirkstoffe nicht verdampfen. Danach den Heublumen-Sack aus der noch heißen Flüssigkeit herausnehmen und gut auspressen (am besten zwischen zwei Brettern). Den ausgepreßten Heublumen-Sack in ein Leinentuch einschlagen, Säckchen und Tuch auf die erkrankte Stelle legen, das Ganze so mit einem Wolltuch umwickeln, daß es dem Körper fest anliegt. Sehr wichtig: Die Temperatur soll etwa 42 °C betragen. Der Heublumen-Sack bleibt 1 bis 1 1/2 Stunden liegen, vorausgesetzt, er ist so lange ausreichend warm.
Sie können das Heublumensäckchen auch im Backofen oder im Wasserdampf (am besten in einem Einmachtopf) erwärmen; das dauert nur 5 bis 10 Minuten; das Säckchen nicht auspressen.

Kompressen und Salben-Auflagen:

- *Bei Prellungen*
- *Bei Verstauchungen*

Kompressen, beispielsweise mit Arnika-Essenz, sind sehr wirkungsvoll bei Prellungen und Verstauchungen.

• Arnika-Essenz wird im Verhältnis von 1:9 mit Wasser verdünnt. In die körperwarme Lösung einen Leinenlappen tauchen, leicht auswringen und tagsüber auf die verletzte Stelle legen. Bitte nicht mit Plastikfolie abdecken! Die Kompresse kann durch Übergießen feucht gehalten werden.
Auch *Salben-Auflagen* sind wirkungsvoll.

• 10%ige Arnika-Salbe wird etwa 1 Millimeter dick auf einen Leinenlappen gestrichen, der auf der verletzten Stelle befestigt wird durch Umwickeln mit einer Mullbinde.

Die Inhalation

Eine Inhalation von Kamillendampf ist besonders geeignet und bewährt bei chronischem Schnupfen, Nebenhöhlenerkrankungen und Luftröhrenkatarrh.

• In einer Schüssel überbrüht man 1 Eßlöffel Kamillenblüten mit 1 Liter kochendem Wasser; nach 2 bis 3 Minuten ist das Inhalat gebrauchsfertig. Die Schüssel wird auf einen nicht zu hohen Tisch gestellt, der kleine Patient setzt sich davor und beugt den Kopf über das dampfende Gefäß – zunächst mit größerem Abstand, später, bei Abnahme der Temperatur, immer dichter. Damit der Dampf konzentriert bleibt und nicht zu rasch abkühlt, werden Schüssel und Kopf des Patienten dicht mit einem Badetuch umschlossen. Achten Sie bitte darauf, daß Ihr kleiner Patient nicht herumzappelt – der Kamillensud ist sehr heiß und eine Verbrühung überaus schmerzhaft.

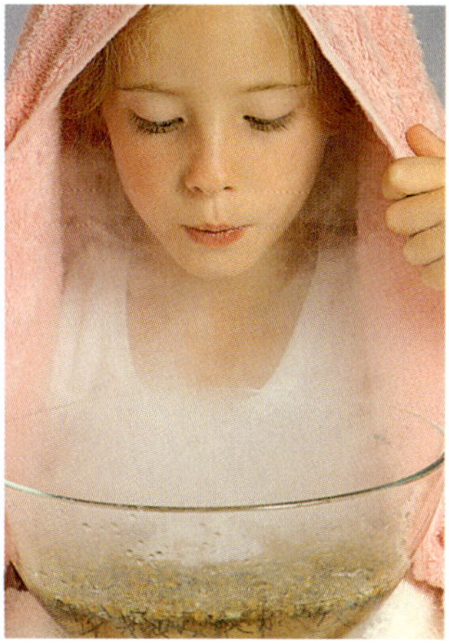

Decken Sie ein großes Tuch über Kopf und Schüssel, damit der Dampf nicht entweichen kann.

Der Einlauf

Diese Anwendung ist die von mir am häufigsten verordnete. Die Wirkung ist frappierend bei hohem Fieber, Kopfschmerzen, allgemeinem Unwohlbefinden, Erbrechen und Durchfall. Bei hohem Fieber wirkt der Einlauf fiebersenkend um etwa 1 °C, so daß Begleiterscheinungen wie Benommenheit und Unruhe abgeschwächt werden und der Nachtschlaf meistens gewährleistet ist. Bei Fieber und Verstopfung wird der Einlauf zimmerwarm angewendet, bei Erbrechen und Durchfällen, also einer gewissen inneren Austrocknung, gut lauwarm. Am besten verwenden Sie Kamillen-Tee (Rezept Seite 39). Ist eine Flüssigkeitszufuhr angezeigt, dann setzen Sie dem Tee eine Prise Salz zu.

• Gummiklistier (oder Irrigator) mit Tee füllen – beim Säugling 70 bis 100 ccm, bei Kleinkindern bis 250 ccm, bei größeren Kindern bis zu 500 ccm –, die Spitze mit etwas Salbe versehen, Klistier in den After einführen, den Ball mit kräftigem Druck entleeren – so gelangt die Flüssigkeit weit in den Darm hinein. Der Einlauf kann täglich bis zu viermal wiederholt werden. Fast alle Kinder sträuben sich das erste Mal dagegen, sind aber immer von der Wirkung überrascht und machen im Wiederholungsfall keine Schwierigkeiten. Kein Haushalt ohne Gummiklistier oder Irrigator! Bei

Akutmaßnahme

Machen Sie einen Einlauf:

- *Bei hohem Fieber*
- *Bei Kopfschmerzen*
- *Bei Unwohlsein*
- *Bei Erbrechen*
- *Bei Durchfall*
- *Bei Verstopfung*

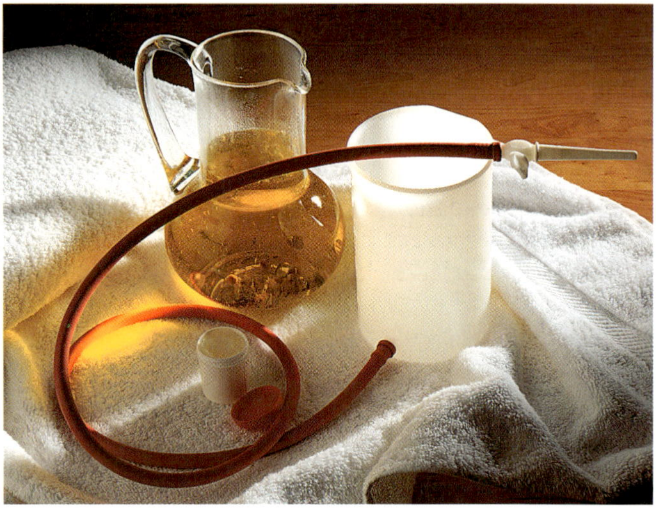

Für einen Einlauf nehmen Sie zimmer- bis lauwarmen Kamillentee.

hohem Fieber ist der Einlauf nach meiner Erfahrung wirksamer als Wadenwickel und wird, wenn er einmal bekannt ist, von den Kindern auch bevorzugt.

Sonne – Luft – Bewegung

Keine intensiven Sonnenbäder, aber viel Bewegung im Freien

Unbestreitbar ist Sonne, also das Licht, ein Heilfaktor. Doch die launische Wetterlage unserer Breiten vereitelt die Durchführung einer systematischen Sonnenbadekur. So gilt es, die Sonnentage sinnvoll auszunutzen, also die Kinder zum Spielen ins Freie zu schicken, sobald die Sonne scheint. Intensive Sonnenbäder allerdings schaden mehr, als sie nützen, da ein Zuviel an Lichtstrahlen nicht nur die Haut attackiert, sondern die empfindlichen Zellen des Gehirns und der Gehirnhäute zu entzündlichen Reaktionen reizen kann. Das sollten Sie auch bedenken, wenn Sie mit Ihren Kindern am südlichen Meer oder im Hochgebirge sind. Lassen Sie sich durch kosmetische Effekte nicht blenden! Genießen Sie alle die wär-

In den Ferien ans Meer oder ins Gebirge?
Grundsätzlich kann gesagt werden, daß sich zarte, nervöse oder sehr sensible Kinder weder am Meer noch im höheren Gebirge wohlfühlen und erholen werden, für sie ist die stärkende, beruhigende Wirkung des Waldes, beispielsweise im Schwarzwald, vorzuziehen. Und noch etwas: Auch die Eltern sollen am Erholungsort zufrieden sein; ein grantelnder Vater am Meer, der von einem Urlaub im Gebirge träumt, stört erheblich die Erholung des Kindes.

mende Sonne mit Sinn und Verstand. Seien Sie vor allem dann vorsichtig, wenn Ihr Kind gerade eine Krankheit hinter sich hat.
Luftbäder kommen in der Regel nur in Erholungsheimen oder Sanatorien zur Anwendung. Täglich langsam zunehmende Bewegung im Freien zur Erhöhung der Abwehrkraft wird dem natürlichen motorischen Drang der Kinder eher gerecht; verbunden mit einem Klimawechsel, ist der Heileffekt größer.

Symbioselenkung

Der Mensch und die Bakterien bilden eine natürliche Lebensgemeinschaft, eine Symbiose. Vor allem in der Mund-, Haut- und Darmflora sind gesunde, lebenswichtige Bakterien angesiedelt. Fehlerhafte Lebensweise, Umweltbelastung durch Gift, Mißbrauch von Medikamenten stören das normale Gleichgewicht zwischen Mensch und Bakterien. Sichtbar wird diese fehlende Symbiose in Störungen des Verdauungssystems wie Verstopfung oder immer wiederkehrenden (rezidivierenden) Durchfällen, Blähungen, Völlegefühl, in einer chronischen Infektanfälligkeit vor allem der oberen Luftwege als sichtbarer Störung des lymphatischen Systems und in einer vermehrten Neigung zu allergischen Reaktionen wie Ekzem und Asthma.

Das Gleichgewicht mit lebenswichtigen Bakterien ist gestört

Die gesunde Funktion des Organismus wiederherstellen

Ziel der Symbioselenkung ist die Aufhebung dieser Dysbiose im gesamten Darmbereich, das bedeutet Wiederansiedlung natürlicher, gesunder (= physiologischer) Bakterien. Hierdurch wird ein optimales Arbeiten des Stoffwechsels und damit der natürlichen Abwehrmechanismen wiedererlangt.

Bakterien wieder ansiedeln

Durch stufenweise Verabreichung von lebendigen Bakterienpräparaten, der Symbioflora, bei Einhaltung einer Vollwert-Ernährung (Seite 29) erreichen wir die Harmonisierung gestörter Symbiose und damit die Wiederherstellung gesunder Funktionen. Das kurmäßige Vorgehen bestimmt der darin geschulte Arzt.

Den Arzt fragen

Die Behandlung

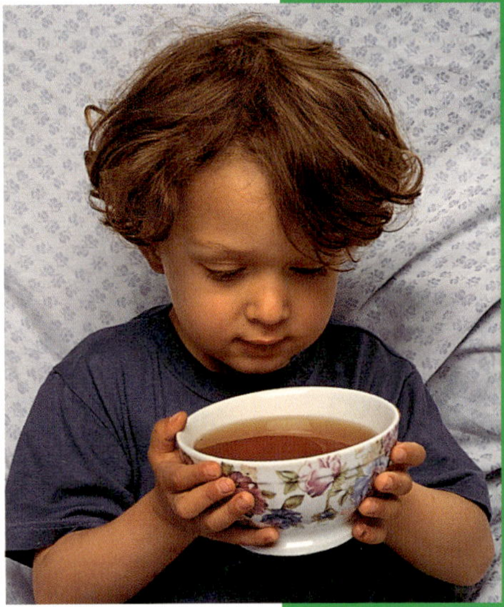

Schnupfen, Masern, Durchfall oder seelische Störungen – im Lauf der Jahre stehen Kinder viele verschiedene Erkrankungen durch.
In diesem Kapitel beschreibe ich Ihnen die Symptome der häufigsten Krankheiten, nenne Ihnen die richtigen Heilmittel, sage Ihnen, worauf es bei der Pflege des kranken Kindes ankommt und wann Sie den Arzt aufsuchen sollten.

Die Pflege des kranken Kindes

Als Mutter übernehmen ja meist Sie die Pflege Ihres Kindes. Bei aller Sorge, die Sie über die Krankheit erfüllt, gilt: Je ruhiger und gelassener Sie die Pflege gestalten, desto segensreicher wirkt sie sich aus. Ihre Liebe darf sich nicht in Übertreibungen und unnatürlichem, oft schädlichem Verwöhnen äußern, sondern in sachlicher Aufmerksamkeit. Eine gedrückte Stimmung ist nicht förderlich für die Gesundheit.
Gespräche über den Patienten dürfen Sie in seinem Beisein niemals im Flüsterton führen; entweder Sie sprechen in normaler Lautstärke, oder Sie gehen in ein anderes Zimmer. Mit dem Arzt besprechen Sie Ihre Beobachtungen am besten vor oder nach der Untersuchung, nicht in Gegenwart des Kindes.
Die Umgebung eines akut erkrankten, hoch fiebernden Kindes, das ja oft nicht »ganz da« ist, muß so ruhig wie möglich sein, da das Kind in seinem Zustand viel schreckhafter und erregbarer ist als sonst. Es versteht sich von selbst, daß man Absonderlichkeiten, Aggressivität, Gereiztheit, außergewöhnlichen Wünschen mit Liebe und Geduld begegnet. All das kann Ausdruck der Krankheit sein.
Im Krankenzimmer ist für genügend Wärme zu sorgen, es soll angenehm warm, aber nicht überhitzt sein, außerdem sollte stündlich mindestens 10 bis 15 Minuten gelüftet werden. Frische Luft beschleunigt den Heilungsvorgang.
Ist der Höhepunkt der Krankheit überschritten und kehren die Lebenskräfte zurück, dann hängt es viel von Ihrem Geschick ab, ob die Rekonvaleszenz sich verkürzt. Generell gilt: Langsam geht es schneller! Also nicht zu früh aufstehen lassen. Und mit dem Essen maßvoll sein; es ist falsch anzunehmen, daß kräftige Kost jetzt am Platze sei. Einige Fiebertage wirken stärker als eine Fastenkur, so daß wir auch in der Rekonvaleszenz die Nahrung sorgfältig wieder aufbauen müssen.

Wichtig für die Genesung:

- *Ruhe und Zuwendung*
- *Wärme und frische Luft*
- *Langsame Rekonvaleszenz*

Nicht zu früh aufstehen lassen

Zeit für Geschichten

Vertreiben Sie Langeweile bitte nicht durch Radio oder Fernsehen. Jetzt ist der richtige Zeitpunkt zum

Der Phantasie freien Lauf lassen

Erzählen oder Vorlesen von Geschichten und Märchen. Lassen Sie das Kind in dieser Phase der körperlichen Ruhe seinen eigenen Gedanken und Neigungen nachgehen. Die Phantasie schafft oft wunderbare Gebilde. Ein Beispiel dafür: Anläßlich eines Krankenbesuches bei einem »armen« vierjährigen Kind steinreicher Eltern, das neben vielen anderen Spielsachen ein ganzes Eisenbahnzimmer besaß, überließ ich ihm den Holzspatel, mit dessen Hilfe ich den Rachen inspiziert hatte. Am nächsten Tag erzählte mir das Kindermädchen, daß der Bub seither nur mit diesem Spatel gespielt habe, einmal war es ein Schiff, dann wieder ein Schwert und vieles andere mehr. Dieses einfache Ding war über lange Zeit zum einzigen Spielzeug geworden, weil es dem Kind ermöglichte, seiner brachliegenden Phantasie freien Lauf zu lassen.

Wann ist eine Selbstbehandlung möglich?

Sie können selbst behandeln:

- *Zur Vorbeugung*
- *Unterstützend bei Krankheit*
- *Bei harmlosen Erkrankungen*
- *Im Notfall als Sofortmaßnahme und Erste Hilfe*

Sprechen Sie mit Ihrem Arzt

Die folgenden Erläuterungen, die sich auf alle in diesem Buch beschriebenen Krankheiten beziehen und als Richtlinien zu verstehen sind, zeigen auf, in welchen Krankheitssituationen Eltern die naturgemäße Behandlung ihres Kindes selbst durchführen können.

- Im krankheitsfreien Intervall, um Infektionsanfälligkeit, Allergieneigung, Lymphatismus und auch die Neigung zu Polypenbildungen positiv zu beeinflussen.
- Bei allen akuten Erkrankungen als Sofortmaßnahme, bevor der Arzt aufgesucht werden kann.
- Bei bestehenden Krankheiten als flankierende Maßnahmen zur ärztlichen Behandlung – und vor allem im Einverständnis mit dem Arzt.
- Bei harmlosen Bagatellunfällen mit leichten Verletzungen, bei beginnenden, noch undramatischen Erkältungen, zum Beispiel einem akuten Schnupfen, bei leichten Schlafstörungen, bei verdorbenem Magen.
- Auch dann einmal, wenn kein Arzt zur Verfügung steht – also nur im Sinne einer Ersten Hilfe.

Ich möchte Ihnen ins Gedächtnis zurückrufen, was ich als Erläuterung des Begriffes »Krankheit« ausgeführt habe (Seite 5): Die Unterdrückung der Krankheit, die

Beseitigung von Bakterien sind nicht Sinn unseres Behandelns. Wir sehen die Krankheit als Krise im gesamten menschlichen Bereich, sie stellt also eine notwendige Phase in der Entwicklung des Menschen dar. Mit Hilfe unserer Schontherapie versuchen wir, diese Phase zu überwinden und gleichzeitig die gesunde Gesamtentwicklung zu festigen und zu fördern. Also nicht der Kampf gegen die Erreger, sondern die sinnvolle Anpassung unseres Organismus an die vielen »guten« und die »schädlichen« Mikroorganismen ist das Ziel unserer Behandlung.
Alle für die Selbstbehandlung angegebenen homöopathischen Mittel (beim Kauf bitte die Potenz genau angeben – beispielsweise D6, D12), die Komplex- und Kombinationspräparate, Öle, Salben, Puder, Einzel-Teedrogen und die fertigen Tees sowie alle Utensilien, die Sie zur Behandlung benötigen, bekommen Sie in der Apotheke, die Teemischungen werden Ihnen dort zusammengestellt.

TIP

Die notwendigen Medikamente für akute Situationen sind in einer handlichen und preiswerten »homöopathischen Taschenapotheke« in Ihrer Apotheke erhältlich oder zu bestellen.

Erkältungskrankheiten

Akute fieberhafte Erkältung

Zwei Maßnahmen haben auf jeden Krankheitsprozeß, vor allem auf akute, fieberhafte Erkältungen, einen wohltuenden Einfluß: Ruhe und Wärme. Dazu kommen die Reduzierung der Nahrungszufuhr und der Einsatz entsprechender Tees. Mit diesen Anwendungen – eventuell ergänzt durch eine Darmreinigung zur Stoffwechselentlastung (Seite 57) – sind Sie schon mitten in einer erfolgreichen Infekttherapie.
Das deutlichste erste Erkältungszeichen ist in der Regel das Fieber. Welches Medikament als Sofortmaßnahme geeignet ist, richtet sich nach den beobachteten Symptomen.
Immer wieder werden Sie, besonders anfänglich, vor dem Problem stehen, die richtige homöopathische Arznei aus den Symptomen Ihres Kindes zu erkennen. In solchen Fällen gibt es einige gute Kombinationen aus verschiedenen Einzelmitteln: *Ferrum phosphoricum compositum* (Weleda), *Nisylen* (DHU), *Gelsemium compositum* (Wala), *Metavirulent* (Fackler), um

Bei jeder Krankheit wichtig:

- *Ruhe*
- *Wärme*
- *Tee*
- *Wenig Nahrung*

In Zweifelsfällen: Kombinationspräparate

nur einige zu nennen. Die Dosierungen entnehmen Sie den Beipackzetteln (Bezugsadresse Seite 122).

Bei hohem Fieber

Plötzliches hohes Fieber, Angst, kein Schweiß, aber Durst

Aconit D6 – plötzliches, also innerhalb von Stunden ansteigendes Fieber, die Erkältung ist ausgelöst durch kalten, trockenen Wind, plötzlichen Frosteinbruch; das Kind ist ängstlich, furchtsam und sehr unruhig, seine Haut ist blaß oder rot, doch immer trocken, trotz des hohen Fiebers fröstelt es; es verlangt nach viel kalter Flüssigkeit (Aconit ist ein Wintermittel):

- 50 Tropfen auf ein Glas Wasser, davon viertelstündlich einen Schluck. Wenn Schweißausbruch eintritt, ist Aconit nicht mehr wirksam.

Plötzliches hohes Fieber, Heftigkeit, Schweiß, kein Durst

Belladonna D6 – heftiges, plötzlich und meist abends auftretendes Fieber, rotes, heißes Gesicht und kalte Füße, starkes Schwitzen – Kind »dampft«; es ist erregt, aggressiv, hat wilde Fieberträume, ist überempfindlich gegen Berührung und Erschütterung (mag keine Wickelanwendungen!); es hat keinen Durst; Belladonna ist auch angezeigt, wenn das Fieber plötzlich nach einem heißen Tag, auch nach einer längeren Reise auftritt:

- 50 Tropfen auf ein Glas Wasser, davon viertel- bis halbstündlich einen Schluck.

Langsam steigendes hohes Fieber, trockener Husten

Wenn das Fieber nicht plötzlich, sondern allmählich ansteigt:
Ferrum phosphoricum D6 – für blasse Kinder, die jetzt im Fieberstadium ihre Farbe wechseln; sie frieren leicht; sie verhalten sich ganz ruhig im Bett, da sich der meist sofort auftretende trockene, schmerzhafte Husten bei Bewegung verschlimmert; nicht selten haben sie auch Ohrenschmerzen:

- Stündlich eine Tablette.

Tropfen und Tabletten am besten mit Wasser einnehmen.

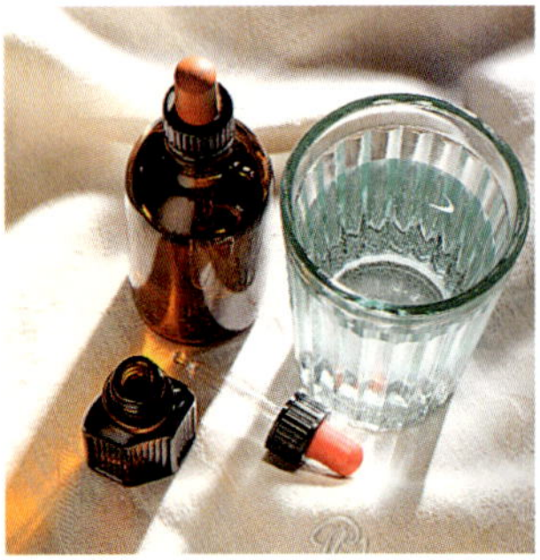

Bei langsam ansteigendem, mäßigem Fieber

Wenn sich das Fieber nur zwischen 38 und 38,5 °C bewegt:
Eupatorium perfoliatum D6 – das Fieber ist morgens höher als abends, auch das Gefühl der Zerschlagenheit, Mattigkeit und Schmerzempfindlichkeit der Augen sind morgens stärker als abends; Schnupfen und Husten treten gleichzeitig auf, außerdem besteht Durst

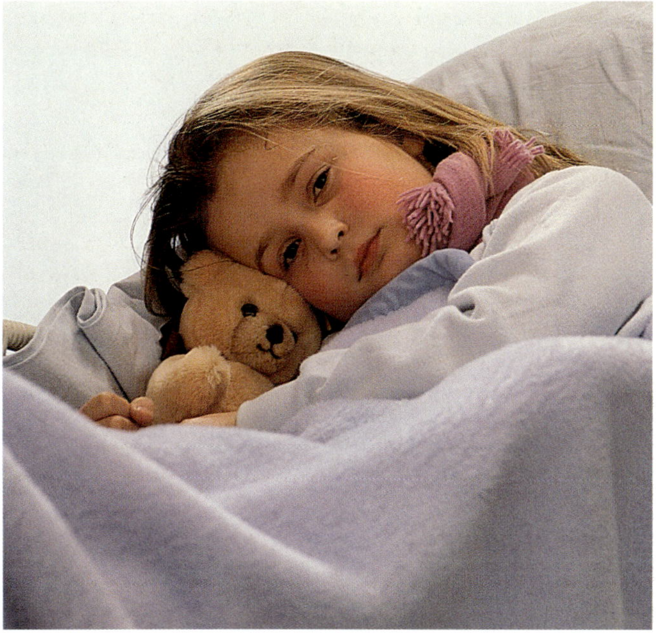

Ein krankes Kind spürt, daß die Bettruhe ihm hilft, gesund zu werden – nicht nur bei Fieber.

auf kalte Getränke; oft tritt Erbrechen auf, nach dem sich das Kind wohler fühlt:

• 50 Tropfen auf ein Glas Wasser, halbstündlich.

Mäßiges Fieber, nachmittags schlimmer

Gelsemium D6 – das Kind ist auffällig benommen, hat ein großes Schlafbedürfnis, Gliederschmerzen, Frösteln und Zittern, ein Schwächegefühl, aber keinen Durst; alles ist am Nachmittag schlimmer; Wärme wird als unangenehm empfunden (Gelsemium ist mehr ein Sommermittel, im Winter hilft es bei Tauwetter oder Föhn nach einer Frostperiode):

• 5 Tropfen auf einen Schluck Wasser, alle zwei Stunden.

Schnupfen

Der so lästige Schnupfen, der schon bei Säuglingen vorkommt, kann das Allgemeinbefinden erheblich beeinträchtigen. Zudem birgt er die Gefahr in sich, nach unten zu rutschen und mit einer fieberhaften Bronchitis zu enden. Wenn er mit Fieber einhergeht, erfolgt die Behandlung, wie bei fieberhaften Erkältungen angegeben (Seite 63). Schnell kann sich ein Schnupfen zu einem Husten, einer Bronchitis oder

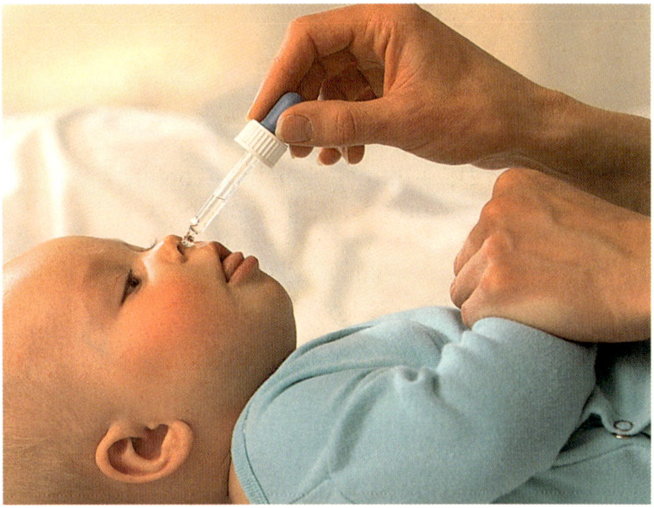

Geben Sie Ihrem Kind als Nasentropfen eine Kamillenlösung, sie hilft bei verstopfter Nase ohne die Schleimhäute anzugreifen.

Nasennebenhöhlenentzündung ausweiten, deswegen dürfen Sie eine »laufende« Nase niemals ignorieren. Warnen möchte ich vor Nasentropfen, die eine rasch abschwellende Wirkung haben. Häufig angewandt, führen sie zur Degeneration der Nasenschleimhaut, die der Beginn einer chronischen Nebenhöhlenerkrankung sein kann. Bei verstopfter Nase geben Sie statt dessen eine *Kamillenlösung:*

• Sie kochen wenig, aber sehr starken Kamillen-Tee (auf 1/4 Tasse kochendes Wasser einen gehäuften Teelöffel Kamillenblüten, 5 Minuten ziehen lassen, danach abseihen) und lösen in dem noch heißen Tee so viel Zucker wie möglich auf. Von dieser klebrigsüßen Lösung führen Sie einige Tropfen mit einer Pipette in die Nase ein, beim Säugling zweckmäßigerweise vor dem Füttern, um ihm das Trinken zu erleichtern. Außerdem steht Ihnen ein milder *Nasenbalsam* (Wala) zur Verfügung. Zieht der Schnupfen sich in die Länge, dann hilft ein *Kopfdampfbad* mit Kamillendampf – ein- bis zweimal täglich angewandt (Seite 57).

Homöopathische Medikamente, die helfen

Bei verstopfter Nase, vor allem nachts:

• *Sambucus D3,* pro Mahlzeit 5 Tropfen (Brustkindern zusammen mit etwas abgedrückter Muttermilch auf dem Löffel gegeben).

Hilfe bei Schnupfen

Bei Beginn jeden Schnupfens:
• *Luffa D6,* fünfmal täglich 1 Tablette.
Bei laufender Nase mit meist wäßriger Absonderung, bei häufigem Niesen und gerötetem (gereiztem) Naseneingang:
• *Allium cepa D6,* fünfmal täglich 5 Tropfen.
Bei Absonderung von grüngelblichem Sekret:
• *Natrium sulfuricum D6,* fünfmal täglich 5 Tropfen.
Eine wunderbar heilende Wirkung bei chronischem Schnupfen, vor allem bei Säuglingen und kleinen Kindern, hat die *Blüten-Notfallsalbe* nach Dr. Bach. Sie wird auf Anregung des englischen Arztes aus frischen Wildblüten verschiedener Pflanzen, Sträucher und Bäume hergestellt. Bitten Sie Ihren Apotheker, die Salbe beim Bach-Centre, M. Scheffer, Eppendorfer Landstraße 32, 20249 Hamburg, zu bestellen.
• Blüten-Notfallsalbe 2mal täglich einreiben – von der Nasenwurzel zwischen den Augenbrauen über die ganze Nase und seitlich der Nase sowie auf beiden Wangen.

Nasennebenhöhlenentzündung

Vorbeugend

Besteht eine Neigung zu Entzündungen der Nasennebenhöhlen oder will ein gewöhnlicher Schnupfen nicht weichen, hilft, täglich ein- bis zweimal, eine *Nasenspülung.*

Nasenspülungen mit Salzwasser

• In einer Tasse lauwarmem Wasser eine größere Messerspitze Salz auflösen (Meer- oder Emsersalz), einige Tropfen Calendula-Essenz oder auch Schwedenkräuter beigeben. Die Flüssigkeit durch die Nase so stark aufziehen, daß sie bis in den Rachen gelangt. Zunächst wird Ihr Kind würgen und ächzen, doch nach kurzer Zeit wird es im »Nase-Hochziehen« eine erstaunliche Fertigkeit entwickeln; die angenehme Wirkung auf das »Nasenunwohlsein« garantiert, daß es diese Maßnahme regelmäßig durchführt.
Die Nasenspülung ist wirkungsvoller als die Inhalation mit Kamillendampf. Auch Überwärmungsbäder (Seite 50) im akuten und im chronischen Stadium sind anzuraten.
Lokale Maßnahmen: Einbringen einer Salbe aus Berberitze und Schlehe *(Unguentum Berberis/Prunus,* Weleda) in die Nase oder *Nasenbalsam* (Wala). Auch

Nasensalbe, Spray, Fußbäder

Einsprühen von *Euphorbium compositum Nasenspray* (Heel). Das Einatmen von Meerrettichdämpfen oder das Meerrettichessen wird von Kindern verständlicherweise meist abgelehnt, die gute Wirkung allerdings steht außer Zweifel. Bei chronischen Formen neben dem erwähnten Überwärmungsbad auch täglich ansteigende Fußbäder mit Senfmehlzusatz (Seite 51).

Homöopathische Medikamente, die helfen

Wenn vor allem die Stirnhöhlen betroffen sind und meist dick eitriges Sekret abgesondert wird:

• *Cinnabaris D6,* fünfmal täglich 1 bis 2 Tabletten.

Sind die Schmerzen mehr in den Kieferhöhlen lokalisiert:

• *Mercurius bijodatus D4,* fünfmal täglich 1 Tablette.

Bei zähem, fadenziehendem Sekret:

• *Kalium bichromicum D6,* fünfmal täglich 5 Tropfen.

Wenn Sie aus Erfahrung wissen, daß bei Ihrem Kind jede Erkältung als Nebenhöhlenentzündung endet, dann geben Sie ihm von Beginn der Erkältung an

• *Kalium bichromicum D12,* einmal täglich 5 Tropfen.

Auch Komplexmittel stehen Ihnen zur Behandlung zur Verfügung:

• *Cinnabaris-Ptk.* (DHU) – fünfmal täglich 2 Tabletten; *Sinfrontal* (Müller-Göppingen) – fünfmal täglich 2 Tabletten; *Sinuselect* (Dreluso) – fünfmal täglich 7 bis 10 Tropfen.

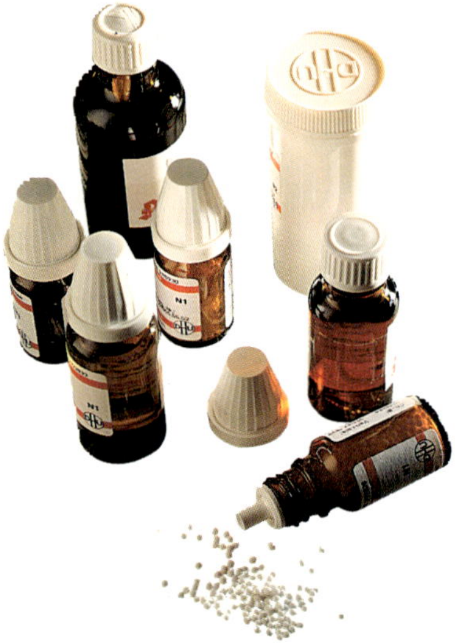

Homöopathische Mittel gibt es als Globuli, Tabletten und Tinktur.

Vorbeugen!

Bei Neigungen zu Nasennebenhöhlenentzündungen versuchen Sie bitte, im krankheitsfreien Intervall einerseits die Nasenspülungen (Seite 67) bei Ihrem Kind fortzusetzen, andererseits die Schleimhäute zu stärken durch das Präparat *Sinupret* (Bionorica), eine phytotherapeutische Komposition, die eine heilende Wirkung auf alle Schleimhäute ausübt (Dosierung wie auf dem Beipackzettel angegeben).

Husten und Bronchitis

Brustwickel, Überwärmungsbäder, Heilpflanzentees

Wenn der Husten von Fieber begleitet ist, geben Sie die unter fieberhaften Erkältungen beschriebenen Medikamente (Seite 63). Wenn er ohne Fieber verläuft, helfen Brustwickel mit Schmalz, Quark oder warmen Kartoffeln (Seite 53, 54); auch Überwärmungsbäder sind zu empfehlen (Seite 50).

Teemischungen bei Husten

Mischung I	Huflattichblätter 20,0 Fenchelfrüchte 10,0 Thymiankraut 20,0	Zubereitung 1
Mischung II (bei fieberhafter Bronchitis)	Huflattichblätter 20,0 Fenchelfrüchte 10,0 Thymiankraut 20,0 Holunderblüten 10,0 Lindenblüten 10,0	Zubereitung 1
Mischung III (bei Kitzel- oder Reizhusten)	Anisfrüchte 10,0 Eibischwurzel 10,0 Holunderblüten 10,0 Schlehenblüten 30,0	Zubereitung 2

Zubereitung 1	2 Teelöffel der Mischung mit 1/4 Liter kochendem Wasser übergießen, etwa 10 Minuten ziehen lassen, abseihen.
Zubereitung 2	1 Teelöffel der Mischung mit 1/4 Liter kochendem Wasser übergießen, 5 Minuten ziehen lassen, abseihen.

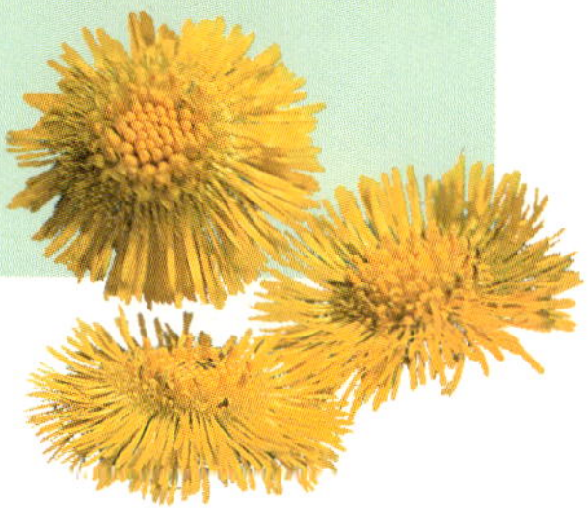

Teemischungen bei Husten
Geben Sie Ihrem Kind über den Tag verteilt 3 Tassen warmen Hustentee (Mischung I, Übersicht oben) schluckweise zu trinken, bei fieberhafter Bronchitis wählen Sie Mischung II. Bei Kitzel- oder Reizhusten geben Sie zwei- bis dreimal täglich 1 Tasse warmen Tee der Mischung III.

Homöopathische Medikamente, die helfen
Wenn der Husten mit Schnupfen begann:
• *Sticta pulmonaria D8,* dreimal täglich 10 Tropfen.
Bei trockenem, schmerzhaftem Husten (Kind muß sich vor Schmerz beim Husten die Brust halten):
• *Bryonia D6,* fünfmal täglich 5 Tropfen.

Beobachten Sie die Symptome

Bei rasselndem Husten mit schwer löslichem Schleim:
• *Tartarus stibiatus D4,* fünfmal täglich 1 Messerspitze.
Bei fast pausenlosem Husten, der nachts besonders schlimm ist:
• *Rumex D6,* stündlich 5 Tropfen.
• Bei lang anhaltenden Hustenattacken, die mit langen hustenfreien Perioden wechseln; Verschlimmerung nachts:
• *Cuprum arsenicosum D8,* zweistündlich 5 Tropfen.

Der Pseudokrupp

Trockener, bellender Husten mit Atemnot, der Pseudokrupp, tritt meist unerwartet nachts auf. Wenn Ihr Kind dafür anfällig ist, geben Sie ab Anfang September (der nebelige Herbst fördert die Attacken) vorbeugend folgende Mittel – und zwar gleichzeitig:

Vorbeugend

Spongia D12 – einmal täglich 5 Tropfen morgens;
Rumex D12 – einmal täglich 5 Tropfen mittags;
Aconit D12 – einmal täglich 5 Tropfen abends.

Akutmaßnahme

Im akuten Anfall geben Sie alle 5 Minuten im Wechsel
Spongia D5 – 5 Tropfen;
Rumex D6 – 5 Tropfen;
Sambucus D6 – 5 Tropfen;
Apis D6 – 5 Tropfen.

Mit Kamillendampf die Luft befeuchten

Tritt danach Erleichterung ein, dann vergrößern Sie die Dosierungsabstände – also geben Sie nicht mehr alle 5 Minuten diese Medikamente, sondern alle 10, 20 und so weiter. Gleichzeitig sollten Sie Kamillen-Tee (Rezept Seite 39) im Zimmer verdampfen lassen. Fast immer kann mit dieser Behandlung die Verabreichung von Cortison vermieden werden. Im Extremfall jedoch dürfen Sie nicht vor dem Cortisonzäpfchen (Rectodelt) zurückschrecken.

Akute Ohrenentzündung

Akutmaßnahme

Manche Kinder sind sehr geplagt von Ohrenentzündungen, die meist plötzlich oder als Folge einer Erkältung auftreten.
Erste Maßnahme: Zwiebelwickel mit Wärmflasche (Seite 55).
Nach Abnahme des Wickels, der etwa eine halbe Stunde liegenbleiben muß, geben Sie Ohrentropfen:

• *Oleum aconiti* (Wala), dreimal täglich 3 Tropfen in jedes Ohr, auch 2 bis 3 Tropfen Zitronensaft ins Ohr lindern.
Da die richtige Auswahl einzelner homöopathischer Medikamente für den Laien bei dieser Erkrankung sehr schwierig ist, empfiehlt es sich, drei Medikamente auf einmal zu geben:
• *Silicea compositum* (Wala) – 7 Korn; in stündlichem Wechsel mit *Apis D3/Levisticum D4* (Wala) – 7 Korn; *Ferrum phosphoricum D6* – stündlich 1 Tablette.
Tritt nach dem Zwiebelwickel keine Erleichterung ein, was glücklicherweise selten ist, dann kleben Sie ein Cantharidenpflaster (in der Apotheke erhältlich als *Spezialpflaster Bock)* hinter das Ohr.
• Aus dem Cantharidenpflaster schneiden Sie ein 1 x 1 Zentimeter großes Stück heraus, legen es auf einen schmalen, etwa 4 Zentimeter langen Leukoplaststreifen (auf die richtige Seite achten!), den Sie hinter dem Ohr festkleben – an der Stelle, an der Sie die Knochenwölbung tasten. Nach 12 Stunden muß das Pflaster abgenommen werden; die entstandene Blase heilt von alleine ab.

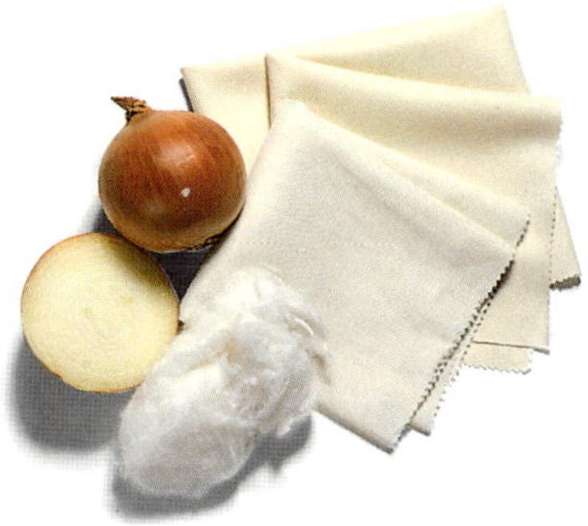

Was Sie für einen Zwiebelwickel brauchen, findet sich in jedem Haushalt.

Ein Cantharidenpflaster hinterm Ohr hilft

Mandelentzündung (Angina)

Wichtig: Kinder haben oft bei einer schweren Angina keine Schmerzen beim Schlucken; meist ist das einzige Symptom Bauchweh! Manchmal kommt Appetitlosigkeit hinzu, aber das erstaunlicherweise nicht immer. Das heißt, daß Sie bei allen Unpäßlichkeiten Ihres Kindes, deren Ursache nicht deutlich erkennbar ist, den Rachen inspizieren sollten.
Lassen Sie das Kind immer gurgeln mit Salbei-Tee (Rezept Seite 40). Wenn er nicht mit großer Entschiedenheit abgelehnt wird, dann machen Sie stündlich jeweils 10 Minuten lang einen Halswickel mit Salzzusatz (Seite 52).

Auch Bauchweh oder Appetitlosigkeit können Symptome für Angina sein

Homöopathische Medikamente, die helfen

Bei Angina ohne Beläge, das Kind hat meist höheres Fieber, hochrote Mandeln:
• *Belladonna D6* (dieses Mittel ist häufig angezeigt) – 50 Tropfen in ein Glas Wasser, davon viertelstündlich einen Schluck.

Bei Angina mit Belägen – die Mandeln haben punktförmige Eiterstippchen, das Kind hat einen unangenehmen Mundgeruch:
• *Mercurius solubilis D6* – stündlich 1 Tablette.
Besteht Unklarheit, dann empfiehlt sich das bewährte (verschreibungspflichtige) Komplexmittel

Bei Unklarheit Komplexmittel

• *Zinnober compositum* (Weleda) – eine größere Messerspitze voll davon in Salbei-Tee und damit jede Stunde einmal gurgeln, den Tee dann schlucken.
Bei Neigung zu gleichzeitigen Lymphdrüsenschwellungen am Hals geben Sie zusätzlich
• *Agnus castus oligoplex* (Madaus) – fünfmal täglich 7 bis 10 Tropfen.

Lymphatismus

Polypen, Drüsenschwellungen

Die augenfälligsten Zeichen des Lymphatismus sind Nasenpolypen, ein stets offener Mund (auch nachts), chronischer Schnupfen, Schnarchen und kloßige Sprache. Dazu kommen noch mehr oder weniger starke Drüsenschwellungen am Hals. Diesen Symptomen liegt meistens eine konstitutionelle Veranlagung zugrunde, also eine aus der Vererbung resultierende »Andersartigkeit«; deswegen gelingt eine positive Beeinflussung oft nur teilweise und nimmt längere Zeit in Anspruch.

Mandeln und Polypen müssen nicht immer operiert werden

Ich stimme nicht der Meinung mancher Kollegen zu, daß solche Polypen oder auch die vergrößerten Mandeln immer operativ entfernt werden müssen. Ist jedoch die Beeinflußbarkeit durch unsere Maßnahmen gering und ist die Behinderung groß, treten also häufig Erkältungen auf, die sogar die allgemeine Entwicklung des Kindes stören, sollte man sich zu einem chirurgischen Eingriff entschließen.

Maßnahmen, die helfen

Abends Kaltwasserabwaschungen (Seite 49), morgens Nasenspülung mit Salzwasser (Seite 67) und eine vierwöchige *Teekur:*
• Teemischung aus Lindenblüten und Salbeiblättern zu gleichen Teilen. 1 Teelöffel mit 1/2

Liter kochendem Wasser überbrühen, 5 Minuten ziehen lassen, danach abseihen. Dreimal täglich 1 Tasse kurmäßig über 4 bis 6 Wochen.
Die Kinder müssen viel Gemüse und Obst essen und eine Vollkornkost bekommen (Seite 29); Zucker und Weißmehlprodukte sind zu reduzieren, bitte keine Limonaden oder gesüßten Obstsäfte! Eventuell empfiehlt sich die Symbioselenkung (Seite 59).

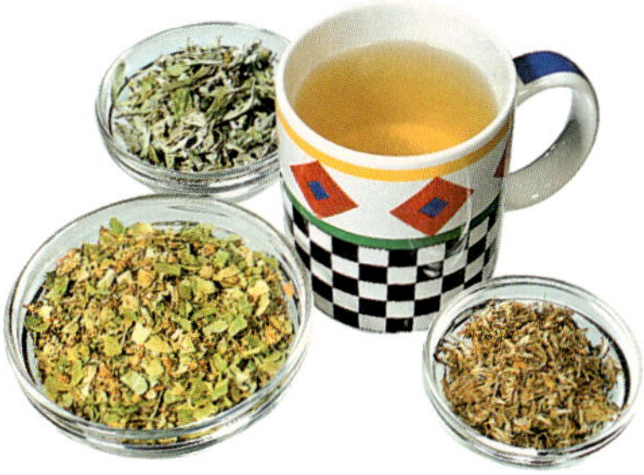

Eine Teekur und die richtige Ernährung führen oft zu einer Umstimmung.

Homöopathische Medikamente, die helfen
Die oft erfolgreiche medikamentöse Behandlung ist sehr differenziert und bedarf guter Beobachtung:
Bei schlanken Kindern, die dennoch Appetit haben:
• *Barium jodatum D12* – einmal täglich 5 Tropfen abends.
Bei schlanken Kindern, die dennoch Appetit haben und für Schnupfen stark anfällig sind:
• *Calcium jodatum D12* – täglich 1 Tablette abends.
Bei schlanken Kindern, die wenig Appetit haben, mit nervöser Unruhe, Neigung zu Bauch- und Kopfweh:
• *Calcium phosphoricum D12* – einmal täglich 5 Tropfen morgens vor dem Frühstück.
Bei dicken, kleinen und unbeholfenen Kindern mit weichen Drüsen:
• *Barium carbonicum D12* – einmal täglich 5 Tropfen abends.
Bei dicken Kindern, Neigung zur Schweißbildung, besonders am Kopf, vor allem abends; Spätentwickler:
• *Calcium carbonicum D12* – einmal täglich 5 Tropfen abends.

Achten Sie auf die Beschwerden, den Körperbau und den Appetit

Medikamente, die Sie zusätzlich geben können
Wenn das Kind feuchtigkeitsempfindlich ist und eine auffällige Neigung zu Katarrhen besteht:
• *Dulcamara D12* – einmal täglich 5 Tropfen abends.
Wenn das Kind feuchtigkeitsempfindlich ist und eine Neigung zu Asthma besteht:
• *Natrium sulfuricum D12,* einmal täglich 5 Tropfen.
Sehr bewährt bei Kindern mit Neigung zu Entzündungen der Schleimhäute und Ohren ist:
• *Equisetum arvense Silicea cultum D2* (Weleda) – dreimal täglich 5 Tropfen über mindestens ein Vierteljahr regelmäßig.

Vorbeugend

Auch bei Neigung zu häufigen Infekten, also bei einer bestehenden Abwehrschwäche, und bei chronischen Infekten sollten Sie die genannten Medikamente geben und die Kaltabwaschungen, die Nasenspülungen mit Salzwasser und die Teekur durchführen.

Die »klassischen« Kinderkrankheiten

Es ist notwendig, gerade bei Kinderkrankheiten neben der körperlichen Entwicklung des Kindes auch auf die seelische und geistige zu achten.

Spannungen zwischen Körper und Geist

Vollziehen sich diese Entwicklungen nicht gleichmäßig oder wird das Kind durch die Umwelt überfordert, so können Spannungen entstehen und sich in Ängsten, Unsicherheiten oder gar Seelennot und in körperlicher Krankheit äußern.
Besonders augenfälliger Ausdruck dieser Spannungen – wir können es auch Bedrängnisse nennen – sind die »klassischen« Kinderkrankheiten, vor allem Masern, Scharlach und Keuchhusten. Ein Kind hat durch diese körperlichen Krankheiten die Möglichkeit, sich zu befreien von dem, was zu stark als von den Eltern Ererbtes in ihm lebt, und zu lösen von inneren Konflikten. Die Persönlichkeit des Kindes hat mit diesen Krankheiten die Möglichkeit der Wandlung, der Erneuerung. Man kann sagen, eine »Häutung« – immer ein Entwicklungsschritt – findet statt.
Es klingt beinahe ketzerisch, aber ich behaupte, daß ein Kind durch die Kinderkrankheiten letztlich gesünder wird.

Welche Impfungen gibt es?
Impfmöglichkeit besteht für Masern, Keuchhusten, Röteln, Mumps, Diphtherie. Die Entscheidung über die Durchführung dieser Impfungen treffen Eltern und Arzt gemeinsam (Seite 80, 118).

Das Auffällige an den Kinderkrankheiten
Dem Ausbruch dieser Krankheiten geht eine Periode von Abgeschlagenheit, Verstimmung, von herabgesetzter Vitalität voraus. Zwei Bereiche des Körpers sind – mehr oder weniger stark – betroffen: Haut und Schleimhäute sowie die Atemwege. Der Haut als ein

über den ganzen Leib ausgebreitetes Sinnesorgan – das schon beim gesunden Menschen sensibel zu reagieren vermag – kommt während eines stürmischen Individualisierungsprozesses eine große Rolle zu. Ähnliches gilt für die Atmung, die für jedermann spürbar mit dem Seelischen zusammenhängt – denken Sie nur an Herzklopfen, schnellere Atmung oder das Atemanhalten bei Erregung.

Masern

Bei den Masern (Inkubationszeit zehn bis elf Tage) steht neben den katarrhalischen Erscheinungen wie Augenentzündungen, Schnupfen und Husten (alles fließt!) die schlechte Laune im Vordergrund. Gleichzeitig besteht ein allgemeines Aufgeweichtsein, zu erkennen am rostroten Ausschlag der Haut und der Schleimhäute. Das Gesicht ist aufgedunsen, auch der seelische Zustand läßt uns dieses Bild erkennen; Weinerlichkeit, Schutzbedürftigkeit bei gleichzeitig starkem Verlangen nach Wärme (das Kind hat zu Beginn der Erkrankung hohes Fieber). Wir haben den deutlichen Eindruck eines Umbruchs.

Häufigste Symptome:

- *Hohes Fieber*
- *Rostroter Ausschlag*
- *Augenentzündung*
- *Schnupfen*
- *Husten*

Um dem Kind in dieser Situation richtig zu helfen, kommt es in der Hauptsache darauf an, den kindlichen Körper in seiner Aufgelöstheit wieder zu straffen. Genügend Wärme und homöopathische Medikamente helfen dabei.

Bei Masern wichtig:

- *Ausschlag soll blühen*
- *Nicht das Fieber senken, Wärme*
- *Keine Wickel*

Gleichzeitig ist darauf zu achten, daß der Ausschlag gut »zur Blüte« kommt. Ist dies nicht der Fall, muß im warmen Zimmer eine Abwaschung mit lauwarmem Salzwasser rasch vorgenommen werden (Seite 49), anschließend wird das Kind sofort kräftig abgetrocknet, warm angezogen und wieder zu Bett gebracht. Durch die Unterstützung des Ausschlags wird die Krankheit in richtiger Weise gefördert, und es wird einem »Nach-innen-Schlagen«, zum Beispiel einer Lungenentzündung, vorgebeugt. Wickel sind bei den Kinderkrankheiten nicht angebracht.

Nicht zu früh aufstehen lassen

Sie müssen vor allem für genügend Wärme sorgen, also ist das Wichtigste: Senken Sie niemals das Fieber! Im Gegenteil, die Wärme muß durch eine Umhüllung (Wollpullover) einen Schutz bekommen. Vorerst sind nur warme Getränke anzubieten. Gleichzeitig braucht das Kind sehr viel seelische Wärme, es fordert Ihre vermehrte Zuwendung geradezu. Die Umgebung muß viel Verständnis für die psychische Labilität des Kindes aufbringen und sich intensiv mit ihm beschäftigen – manche Kinder wünschen sich die Mutter sogar zu sich ins Bett. Das Aufstehen dürfen Sie erst nach drei fieberfreien Tagen erlauben.

Bettruhe

Die Behandlung besteht in der Verabreichung von

• *Pulsatilla D6,* fünfmal täglich 5 bis 10 Tropfen.

Pulsatilla, die Küchenschelle, ist eine Pflanze, die als homöopathisches Medikament dem masernkranken Kind hilft, sich körperlich und seelisch wieder zu festigen.

Bei starken Augenschmerzen, auch bei anderen akuten Augenreizungen:

• *Chelidonium comp. Augentropfen* (Wala), dreimal täglich 1 Tropfen.

Wenn Sie die Masern Ihres Kindes in dieser Weise begleiten, dann erleben Sie bei ihm danach eine gesteigerte Bewußtseinskraft; es hat einen Schritt näher zu seinem Selbst getan. – Kindergärtnerinnen fällt auf, daß nach dem Durchgang einer Masernwelle durch den Kindergarten die vorher ungebärdigen, unleidlichen Kinder sich vorwärts entwickelt haben – im Sinne vermehrter und gewandelter Aufnahmefähigkeit und besserer Beherrschung der körperlichen Funktionen.

Den Arzt fragen

Wenn sich der Krankheitsverlauf normal gestaltet, brauchen Sie keinen Arzt; lediglich bei Unklarheit, das heißt, wenn die Diagnose nicht eindeutig ist, muß der Arzt gerufen werden. Komplikationen wie Lungenentzündung oder starke Kopfschmerzen mit Erbrechen allerdings erfordern selbstverständlich sofortige ärztliche Beobachtung und Behandlung. Ich habe Komplikationen in meiner 31jährigen Praxis nie erlebt.

Häufigste Symptome:

- *Plötzliches hohes Fieber*
- *Gaumen und Mandeln hochrot*
- *Feinfleckiger, roter Ausschlag*

Scharlach

Als eine Art Kontrast zu den Masern kann man den Scharlach bezeichnen. Es erkrankt nur ein Teil der angesteckten Kinder, die Inkubationszeit ist sehr kurz, ein bis fünf Tage, die Symptome schießen plötzlich auf: hohes Fieber, begleitet von starken Fieberträumen mit oft beengenden Bildinhalten, hochroter Gaumen

Wichtigstes Heilmittel: Bettruhe
Die Erfahrung zeigt, daß die Kinder, die eine dreiwöchige Bettruhe einhalten, in der Regel anschließend völlig gesund sind. Ruhe heißt auch, daß die Sinne nicht überflutet werden sollen; die vielleicht auftretende Langeweile, die auffallenderweise bei scharlachkranken Kindern kaum ein Problem darstellt, darf nicht mit viel Radiomusik oder gar Fernsehen vertrieben werden.

und stark gerötete Mandeln, kurzes Aufflammen eines feinfleckigen, scharlachroten Ausschlags, meist nur am Rumpf (nicht das langsame »Herunterregnen« vom Kopf aus wie bei den Masern). Die Gesichtsformen, bei Masern verschwommen, treten bei Scharlach deutlicher hervor, das Gesicht erscheint viel ausmodellierter. Es drängt sich der Eindruck auf, daß die Scharlacherkrankung ihre Notwendigkeit mehr in einer geistig-seelischen Festigung hat. Deshalb besteht die Behandlung vornehmlich in einer längeren Bettruhe, auch dann noch, wenn kein Fieber mehr besteht.
Ich möchte nochmals darauf hinweisen: Bakterien lösen wohl die Krankheit des Scharlachs aus, doch nur das Kind erkrankt daran, das von seiner Gesamtentwicklung her hierfür bereit ist. Diese Vorstellung finden Sie auch in der Tatsache bestätigt, daß ein zum Beispiel durch Penicillin unterdrückter Scharlach sich nach wenigen Wochen wiederholen kann. Nicht die Unterdrückung eines notwendigen Entwicklungsprozesses soll unser therapeutisches Ziel sein, sondern die sinnvolle Begleitung des heranwachsenden Menschen in einer Sondersituation, auf die wir durch die Erkrankung aufmerksam gemacht werden.

Homöopathische Medikamente, die helfen

Wichtigstes Medikament

• *Belladonna D6,* 50 Tropfen auf ein Glas Wasser, davon viertelstündlich einen kleinen Schluck. Diese Dosierung empfehle ich für die ersten beiden Tage, vom dritten Tag an genügt stündlich die Gabe von einem Teelöffel.
Das Tollkirschengift hat in seinem Vergiftungsbild teilweise deckungsgleiche Bilder zum Scharlach, deshalb ist es in der Lage, als Medikament in homöopathisch-dynamisierter Verabreichung den stürmischen Krankheitsverlauf günstig zu beeinflussen.
Gleichzeitig empfiehlt es sich, je nach Krankheitsverlauf und Konstitution des Kindes Zusatzmedikamente

einzugeben, die von Ihrem biologisch therapierenden Arzt ausgesucht werden müssen.

Zusätzliche Medikamente

Während der Zeit der Bettruhe bewährt sich häufig:

• *Ferrum jodatum D12* – zweimal täglich 5 Tropfen.

Zur Kräftigung (Scharlach kann den Körper stark auszehren) verordne ich immer ein Medikament, das aus mineral- und vitaminreichen Algen hergestellt wird:

• *Vaucheria D3* – dreimal täglich 5 Tropfen.

Zum Arzt

Wichtig: Da die Gefahr von Nachkrankheiten (Ohren, Herz, Nieren) besteht, sollte bei Scharlach immer ein Arzt zugezogen werden. Wenn Komplikationen zu spät erkannt oder auf die leichte Schulter genommen werden, können sie zerstörerischen Charakter annehmen. Um dem vorzubeugen, rate ich, vom zehnten Krankheitstag an zusätzlich *Apis D12* – einmal täglich 5 Tropfen – einzunehmen.

Die Ernährung sollte salz- und eiweißarm sein (bitte nicht salz- und eiweißlos!); während der Hauptfieberzeit, wie immer bei Fieber, sollten Sie möglichst nur Flüssigkeit geben, zum Beispiel Lindenblüten-Tee (Rezept Seite 40), gesüßt mit Honig und angesäuert mit Zitronensaft.

Keuchhusten

Beim Keuchhusten mit seinen typischen Hustenanfällen – ziehender Husten, Atemnot, Erbrechen, hochroter Kopf – muß die Behandlung zunächst bei den Eltern ansetzen: Je mehr Ruhe, Gelassenheit und Gleichmäßigkeit das Kind umgibt, je geringer die ängstliche Besorgtheit um das Kind ist, desto milder verlaufen die Anfälle. Bei mageren Kindern mit allgemein nervöser Veranlagung und solchen mit Neigung zu Allergien zeigt sich das Krankheitsgeschehen meist in ausgeprägterer Form.

Häufigste Symptome:

- *Ziehender Husten*
- *Atemnot*
- *Erbrechen*
- *Hochroter Kopf*

Die Behandlung des Keuchhustens kann man wohl zu den Stärken der Homöopathie zählen. Wir homöopathisch therapierenden Ärzte sind erstaunt über Berichte, die von einer zunehmenden Gefährlichkeit des Keuchhustens (auch der Masern) sprechen. Denn wir erleben in der Praxis immer wieder, daß die Krankheit rasch gelindert werden kann, womit ihre Dauer verkürzt wird.

Die Ruhe der Umgebung also ist wesentlicher Teil der Bemühungen um Milderung der Hustenanfälle. Geben Sie Ihrem Kind nur bescheidene Mahlzeiten, dafür aber häufiger als sonst etwas zu essen. Bitte nur leichte Speisen anbieten, selbst die Milch müssen Sie, zum Beispiel mit einem Hustentee verdünnen. Denn die Magenfunktion, ebenso wie die Atmung, können aus dem Rhythmus geraten, so daß Erbrechen die Anfälle begleitet.

Das Kind braucht Ruhe und leichte Kost

Kombinationspräparate haben sich bewährt

Verabreichen Sie Medikamente am besten in Hustentee: zum Beispiel *Pertudoron 1* – fünfmal täglich 5 bis 10 Tropfen; dazu *Pertudoron 2* – dreimal täglich 1 bis 5 Tropfen, jeweils in viel Flüssigkeit.
Oder Sie greifen zu *Drosera oligoplex* – fünfmal täglich 7 bis 10 Tropfen, zusammen mit *Corallium oligoplex* – dreimal täglich 1 bis 2 Tabletten.

In schweren Fällen

Wenn die Hustenanfälle sehr gehäuft auftreten und das Kind danach erschöpft ist, was meist nur bei geschwächten Kindern vorkommt, wird die Gabe eines speziellen homöopathischen Einzelmittels durch einen erfahrenen Arzt notwendig. Auch empfiehlt sich die dreimalige Injektion von Echinacin. Diese richtig gewählten Einzelmittel können schwerste Keuchhustenerkrankungen in kürzester Zeit zum Ausheilen bringen.
Das Einreiben einer 0,4prozentigen *Kupfersalbe* (Weleda) zwischen die Schulterblätter – zweimal täglich – reduziert die Hustenanfälle weiter. Das Krankenzimmer sollte gelüftet sein, später sollte sich Ihr Kind viel, jedoch »gemessen« an der frischen Luft bewegen – Spaziergänge sind also da das richtige. Sie dürfen es jedoch nicht bei Wind ins Freie lassen oder ihm erlauben, während der Krankheit herumzutoben.

Spaziergänge in der frischen Luft

In meiner langen Praxis habe ich bei Keuchhustenkindern, die in der beschriebenen Form behandelt wurden, nicht eine Komplikation erleben müssen. Die Verordnung eines Antibiotikums war niemals notwendig. Das jüngste von mir behandelte Kind war ein Säugling von sechs Wochen!

Hilft ein Klimawechsel?
In schweren Fällen erweist sich ein Aufenthalt im Kuhstall oder im Gärkeller einer Brauerei als lindernd. Von einem Höhenflug kann keine anhaltende Wirkung erwartet werden, wohl aber eine kurzfristige. Höhenaufenthalt in Mittel- oder Hochgebirge über einen längeren Zeitraum ist deutlich krankheitsverkürzend, jedoch in der Regel nicht notwendig.

Bei mageren Kindern mit allgemein nervöser Veranlagung und solchen mit Neigung zu Allergien ist schon in der Rekonvaleszenzphase eine allgemeine Besserung zu beobachten, die Infektanfälligkeit verschwindet in der Folgezeit völlig. In ihrer Sprachentwicklung gestörte Kinder (verspätetes Erlernen der Sprache, Schwierigkeiten mit einzelnen Vokalen oder Konsonanten, auch Stottern) zeigen sprunghafte Fortschritte.

Die Diagnose stellt der Arzt
Die Diagnosestellung ohne Keuchhustenerfahrung ist nicht immer einfach; deswegen sollten alle Kinder, die länger als zwei Wochen stark husten, dem Arzt vorgestellt werden. Auch die Ursache von eventuell auftretendem Fieber muß vom Arzt geklärt werden.

Zum Arzt

Die Inkubationszeit des Keuchhustens beträgt zwei bis drei Wochen, danach tritt der erste Husten auf; jetzt dauert es noch zwei Wochen, bis man mit Sicherheit die Diagnose stellen kann, da in den ersten beiden Wochen der Husten noch uncharakteristisch ist.
Masern, Scharlach, Keuchhusten – auf diese Weise betrachtet und therapeutisch unterstützt – stellt in fast allen Fällen eine Hilfe für die Entwicklung des Kindes dar. Es versteht sich von selbst, daß ich bei diesen Krankheiten der Impfung mit großer Reserve gegenüberstehe (Seite 118).

Windpocken

Häufigste Symptome:

- *Rote Wasserbläschen*
- *Juckreiz*
- *Selten Fieber*

Etwa drei bis vier Wochen nach der Ansteckung mit Windpocken ist das Kind sternhimmelartig übersät von hirsekorngroßen, rot umränderten Wasserbläschen. Sie sind harmlos, lediglich das Jucken kann lästig sein. Hier bringt eine Abwaschung mit Kamillen-Tee (Seite 40) Linderung. Um Entzündungen der Haut nach dem Kratzen zu verhindern, sollten Sie dreimal täglich mit *Wecesin-Puder* (Weleda) einpudern. Tritt – was sehr selten vorkommt – einmal Fieber auf, so ist das Mittel der Wahl

- *Belladonna D6* – 50 Tropfen auf ein Glas Wasser, davon stündlich einen Schluck.

Bettruhe ist nur notwendig, wenn die Kinder fiebern.

Röteln

Bei den Röteln handelt es sich um eine harmlose Kinderkrankheit, die oft unerkannt abläuft, da ihre typischen Zeichen – Ausschlag, Drüsenschwellung am Hals – nicht immer sichtbar werden. Nachkrankheiten oder Komplikationen treten nicht auf. Medikamentöse Behandlung ist nicht notwendig, während der kurzen Fieberzeit ist Bettruhe einzuhalten.

Treten Röteln bei einer Frau in den ersten Schwangerschaftswochen auf, kann es zu Mißbildungen des sich entwickelnden Embryos kommen.

Bei jungen Mädchen, die noch keine Röteln durchgemacht haben (was der Arzt durch einen Test feststellen kann), wird deshalb die Rötelnimpfung empfohlen (Seite 117).

Häufigste Symptome:

- *Feinfleckiger Ausschlag*
- *Drüsenschwellungen am Hals*

Mumps

Ziegenpeter, wie Mumps auch genannt wird, ist eine Virusinfektion mit Schwellung der Ohrspeicheldrüsen, die oft das Gesicht entstellt und Beschwerden beim Kauen, beim Schlucken oder beim Bewegen des Kopfes auslösen kann. Die Inkubationszeit beträgt in der Regel zwei bis drei Wochen. Für das Kind gefährliche Komplikationen sind fast sicher zu vermeiden, wenn eine Woche absolute Bettruhe, auch in fieberlosem Zustand, eingehalten wird.

Wichtig sind Wärme (Heizkissen und Wärmflasche) sowie Auflagen mit *Archangelica cp. Salbe* (Weleda) im Bereich der Drüsenschwellung. An Medikamenten sollte verabreicht werden:

- *Belladonna D12* – zweimal täglich 5 Tropfen; *Barium citricum D4* (Weleda) – dreimal täglich eine Messerspitze voll.

Bei auftretenden Komplikationen wie Hodenentzündung, Bauchspeicheldrüsenentzündung und Gehirnhautentzündung müssen Sie ärztliche Hilfe in Anspruch nehmen.

Häufigste Symptome:

- *Fieber*
- *Geschwollene Ohrspeicheldrüsen*
- *Kaubeschwerden*

Bettruhe

Den Arzt fragen

Diphtherie

Die Krankheit war seit Jahren nicht mehr aufgetreten, in letzter Zeit jedoch wurde über vereinzelte Erkrankungen berichtet. Diphtherie ist einerseits durch schwere beengende Entzündungen im Hals und im Rachenbereich, andererseits durch toxische Auswirkungen auf Herz und Kreislauf lebensgefährlich.

Sofort zum Arzt

Diese Krankheit muß unbedingt und möglichst sofort ärztlich behandelt werden. Es besteht Impfmöglichkeit (Seite 117).

Verdauungsstörungen, Magen-Darm-Erkrankungen

Störungen und Beschwerden der Verdauung – sie beginnt ja schon im Mund – sind bei Kindern meist akuter Natur und von kurzer Dauer, während bei Erwachsenen Aufmerksamkeit geboten ist und zur Linderung eine Änderung der Lebensweise notwendig werden kann. An den Therapeuten stellen diese Erkrankungen unterschiedliche Anforderungen. Solange es möglich ist – wie im Mundbereich –, das Krankhafte in Augenschein zu nehmen, kann ein Behandlungsversuch auch durch Sie, den Laien, gemacht werden, da Sie den Erfolg Ihrer Bemühungen jederzeit kontrollieren können.

Soor

Soor – eine Pilzinfektion

Diese Pilzinfektion tritt in letzter Zeit bei Säuglingen viel häufiger auf als früher. Sie zeigt sich durch weiße Punkte und Flächen auf der Zunge und auf der Wangenschleimhaut.

• Verabreichen Sie vor jeder Mahlzeit jeweils 5 Tropfen *Mercuritus cyanatus D6* und *Borax D6*. Nach jeder Mahlzeit Einpinseln mit Wala *Mundbalsam-Gelee*. Wenn Soor unter dieser Behandlung nicht nach einigen Monaten verschwunden ist, dann kommt unter Umständen die Symbioselenkung (Seite 59) in Frage.

Mundfäule

Hohes Fieber, Ansteckungsgefahr!

Mundfäule ist eine Entzündung von Zahnfleisch, Zunge und Mundschleimhaut – eine hoch fieberhafte,

extrem ansteckende Erkrankung, die sich vor allem durch starken Mundgeruch äußert. Die weißlich-gelben Bläschen schmerzen so, daß Ihr Kind kaum essen und trinken kann. Mundfäule befällt kleine und große Kinder.
Bei Mundfäule müssen Sie ärztlichen Rat einholen. Die Behandlung können Sie einleiten, wie ich es bei Soor angegeben habe.

Zum Arzt

Erbrechen
Erbrechen kann viele verschiedene Ursachen haben. Ist es mit Fieber verbunden, dann muß immer der Arzt konsultiert werden.

Beim Neugeborenen
Das Erbrechen in der ersten Lebenswoche, vor allem, wenn es seit der Geburt besteht, ist oft die Folge einer vielleicht noch nicht erkannten Geburtsstörung:
• Geben Sie *Cuprum D30* – einmal täglich 5 Tropfen.
Wenn sich der Allgemeinzustand des Säuglings verschlechtert, sollten Sie unbedingt Ihren Arzt um Rat fragen.

Unverträglichkeit von Milch

Wenn die Nahrung sofort nach der Aufnahme durch Nase und Mund erbrochen wird, dann liegt eine Unverträglichkeit von Milch vor:
• Hier hilft *Aethusa D6* – geben Sie 5 Tropfen vor jeder Mahlzeit.

Der Magenpförtner-Krampf (Pylorospasmus) bei Säuglingen

Erbrechen im Strahl

Nachdem in den ersten Lebenstagen normales Gedeihen zu beobachten war, tritt plötzlich ohne erkennbare Ursache in zunehmender Stärke Erbrechen im Strahl auf.
• Sofort öfter kleine Nahrungsmengen am Tag.
• An Medikamenten: *Belladonna D6Rh* (Weleda), 50 Tropfen auf ein Glas Kamillen-Tee (Rezept Seite 40), davon jede halbe Stunde etwa einen Mokkalöffel voll einflößen.
• Den Oberbauch, das heißt den Bereich zwischen Nabel und Brustbein, mit einem erbsengroßen Stück einer 0,1prozentigen *Kupfersalbe* (Weleda) zweimal täglich zart im Uhrzeigersinn einreiben (einstreicheln).

Nie zum Essen zwingen
Manchmal kann Erbrechen auch aus falschem Zwang zum Essen resultieren. Also zwingen Sie Ihr Kind bitte nie zum Essen; es ist noch keines wegen Eßunlust verhungert.

Der verdorbene Magen bei Kindern
Allgemeines Erbrechen ohne Fieber wird zunächst mit einem Einlauf (Seite 57) behandelt, um den Flüssigkeitsverlust auszugleichen. Danach hört in den meisten Fällen das Erbrechen auf. Wenn sechs Stunden kein Erbrechen mehr stattgefunden hat, kann löffelweise, alle 5 Minuten, damit sich Speichel wieder ansammelt, eine salzige Bouillon oder ein Tee, am besten Pfefferminz-Tee (Rezept Seite 40), angeboten werden. Auch das Kauen einer nicht mit Konservierungsmitteln behandelten Zitronenschale hat eine stark beruhigende Wirkung auf die Magennerven.
• An Medikamenten *Eupatorium perfoliatum D6* – dreimal täglich 5 Tropfen, wenn das Kind sich nach dem Erbrechen wieder wohl fühlt.

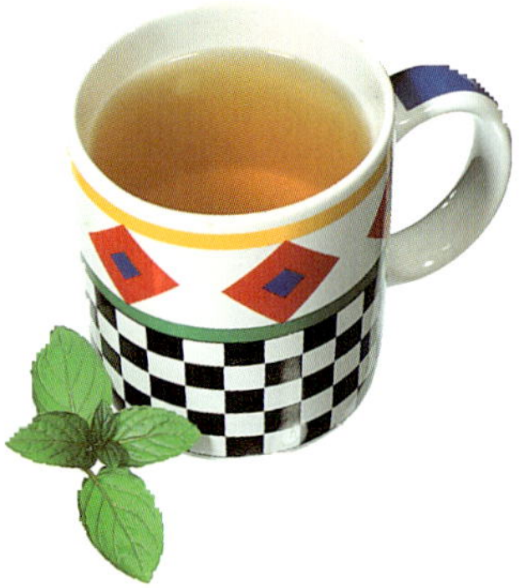

Pfefferminztee hilft bei Brechreiz und anderen Beschwerden in Magen oder Darm.

Wenn die Zunge belegt ist
Ist die Ursache der Brecherei eine zu reichliche, hastig verschlungene Mahlzeit, wie es bei nervösen Kindern oft vorkommt, und ist die Zunge gelblich belegt, dann geben Sie:
• *Nux vomica D6* – drei- bis fünfmal täglich 5 Tropfen.
Wenn die Ursache eine zu reichliche Mahlzeit war oder ein Durcheinander-Essen, dabei der Stuhl mal weich, mal hart ist, das Kind sich in einer unleidlichen, mißmutigen Stimmung befindet, und die Zunge weißlich belegt ist, geben Sie:
• *Antimonium crudum D6* – drei- bis fünfmal täglich 1 Tablette.

Warm halten
Vergessen Sie nicht, wie groß das kindliche Bedürfnis nach Wärme ist; hat Ihr Kind kühle oder gar kalte Füße und Hände, dann müssen Sie ihm sofort ein Mützchen auf den Kopf setzen und vielleicht sogar eine Wärmflasche in die Wiege legen.

Blähungen, vor allem beim Säugling
Wenn Ihr Säugling stark unter Blähungen zu leiden hat, dann versuchen Sie zunächst, die Nahrungsaufnahme in den richtigen Rhythmus zu bringen: Regelmäßig alle vier Stun-

den (plus/minus eine halbe Stunde) wird Brust oder Flasche angeboten. Säuglinge, die nicht im richtigen Rhythmus ernährt werden, sind besonders anfällig für mannigfaltige Verdauungsstörungen. Zur erst halb angedauten Nahrung im Magen kommt die frische Milch hinzu, was Anlaß zu Irritationen, vor allem in Form von Blähungen, sein kann. »Stillen« Sie die Schreiphase dann nicht mit Stillen, sondern durch beruhigendes Wiegen und die Gabe von ungesüßtem Fenchel-Tee (Rezept Seite 38).

Wichtig: Im richtigen Rhythmus ernähren

Bei Blähungen zweimal täglich sanft den Oberbauch zwischen Nabel und Brustbein im Uhrzeigersinn mit Kupfer-Tabak-Salbe *(Unguentum Cuprum/Tabacum* – Weleda) »einstreicheln«.

Homöopathische Medikamente, die helfen

Bei Unruhe schon während des Trinkens, stark verzögertem Aufstoßen, starken Blähungen mit »Trommelbauch«; der Stuhl riecht nicht gut, die Füße sind kalt, das Kind ist blaß:
- *Carbo vegetabilis D6* – vor jeder Mahlzeit eine Messerspitze voll in Tee.

Bei hemmungslosem, zornigem Schreien des sonst liebenswürdigen und rosigen Kindes; temperamentvolles Strampeln; Herumtragen beruhigt nur für kurze Zeit:
- *Chamomilla D6* – vor jeder Mahlzeit 5 Tropfen in Tee.

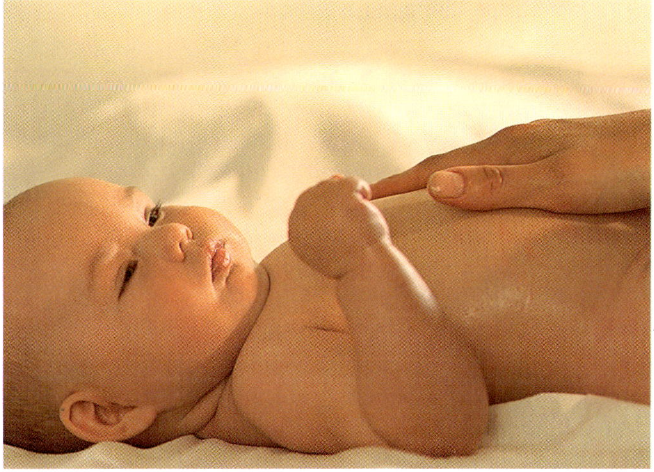

Massieren Sie Ihrem Baby sanft den Bauch, wenn es Blähungen hat.

Sind die Beschwerden ähnlich wie unter Chamomilla D6 genannt, jedoch noch ausgeprägter, ein sehr bewährtes Mittel:
• *Chamomilla Cupro culta D3RH* (Weleda) – vor jeder Mahlzeit 3 bis 5 Tropfen in Tee.
Wenn die Hauptunruhezeit am späten Nachmittag liegt, bei leichter Ermüdbarkeit beim Trinken:
• *Lycopodium D12* – vor der dritten Mahlzeit 5 Tropfen in Tee.
Wenn das Kind schon während der Schreitouren schwitzt, auch mit den Beinen strampelt; vor allem wirksam bei Brustkindern:
• *Magnesium carbonicum D4* – vor jeder Mahlzeit 1 Tablette in Tee.
Bei allgemein schwächlichem Kind mit großem Wärmebedürfnis (bei allen »kühlen« Kindern bewährt):
• *Melissa Cupro culta D3RH* (Weleda) – vor jeder Mahlzeit 5 Tropfen in Tee.

Akutbehandlung

Durchfall

Einen akuten Durchfall, ob beim Säugling, beim Klein- oder Schulkind, behandeln Sie zunächst mit einem Tee-Tag – geben Sie nur dünnen schwarzen Tee oder Brombeerblätter-Tee oder Tee aus getrockneten Heidelbeeren (Rezepte Seite 39) – nichts anderes.
• Machen Sie eine Darmspülung (Einlauf, Seite 57).
Zur Magen- und Darmentgiftung wird dem Tee *Kaffeekohle* (Dosierung wie Beipackzettel) beigemengt. Feste Nahrung bekommt das Kind erst wieder, wenn es lautstark danach verlangt.

Langsamer Nahrungsaufbau

Der Nahrungsaufbau beim Säugling beginnt mit Reisschleim, geriebenem Apfel und Karottengemüse, bei Kindern mit getoastetem Brot, Reis und Karotten; alles wird nur in kleinen Mengen gegeben. Auch hier gilt: Langsam geht es schneller. Bitte mehrere Tage lang keine Milch, keinen Zucker, keine Haferflocken. Diese Diät unterstützen Sie medikamentös mit
• *Chamomilla D3, Levico D3* und *Cuprum arsenicosum D8* – vor jeder Mahlzeit von jedem Mittel Säuglingen 3 Tropfen, Kindern 5 Tropfen, dazu *Bolus alba cps.* (Wala), Dosierung siehe Packungsbeilage.

TIP

Haferflocken sind gut bei Verstopfung und bei verdorbenem Magen, Reis wirkt bei Durchfall.

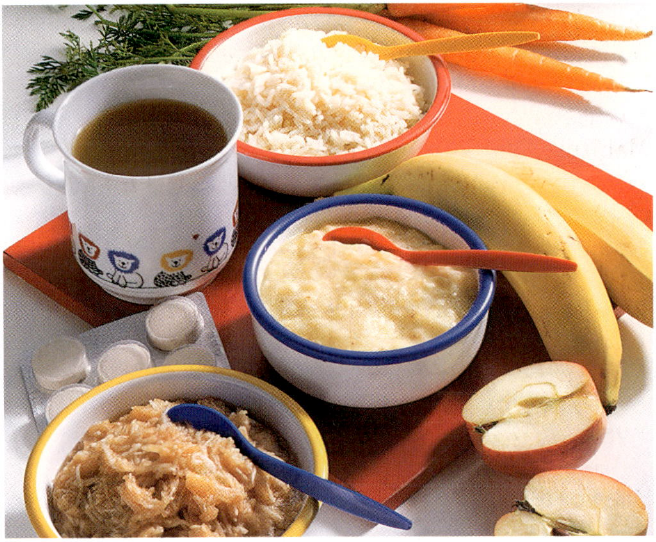

Geben Sie Ihrem Kind nach einer Magen-Darm-Verstimmung einige Tage leichtverdauliche Kost ohne Zucker und Fett.

Besteht gleichzeitig Fieber oder ist der Durchfall innerhalb von zwei Tagen nicht deutlich gebessert, muß der Arzt konsultiert werden.

Zum Arzt

Verstopfung

Bei an der Brust ernährten Säuglingen kann Verstopfung dadurch ausgelöst werden, daß die Kinder zuwenig Muttermilch bekommen. Bestätigt sich dies, muß zugefüttert werden (Seite 27). Bei Flaschenkindern wird die Zuckermenge erhöht oder ein Teelöffel Zucker durch einen Teelöffel Milchzucker ersetzt.

Größeren Kindern gibt man vor den drei Hauptmahlzeiten Früchte zu essen: geeignet sind vor allem Birnen, aber auch Pflaumen und Feigen bringen den Darm in Gang.

Vor den Mahlzeiten: Birnen, Pflaumen, Feigen

Ist die Verstopfung Folge einer Antibiotika-Behandlung, dann muß die Darmflora regeneriert werden – wir müssen also die gesunden Darmbakterien aufbauen und nachzüchten mit Hilfe der Symbioselenkung (Seite 59), die vom Arzt durchgeführt werden muß.

Den Arzt fragen

Die Auswahl eines homöopathischen Medikaments gegen eine Verstopfung ist schwierig, weil nicht nur die Darmsymptome bei der Beurteilung zu berücksichtigen sind. Ein erfahrener Arzt muß hier um Rat gefragt werden.

Oft hilft es schon, wenn sich die Kinder – und auch die Erwachsenen – ein bißchen mehr Zeit zum Essen nehmen und besser kauen. Auch Lachen fördert die Verdauung, und ein schön gedeckter Tisch bringt alle Verdauungsdrüsen zum Fließen.
Ein Zuviel des Guten, ob in Qualität (oft zu fett und zu gering an Ballaststoffen) oder in Quantität (oft mehr als bis zur Sättigung) ist keineswegs verdauungsförderlich; im Gegenteil! Heute wird es uns langsam wieder bewußt, daß die Ballaststoffe der Vollwertkost nicht nur wertvolle und die Gesundheit erhaltende Bestandteile sind, sondern auch wichtig für eine regelmäßige Verdauung (Seite 29).

Blasen- und Nierenerkrankungen

Blasen- und Nierenentzündung

Bei plötzlich auftretendem hohem Fieber ohne erkennbare Ursache – das Kind klagt weder über Schmerzen noch hat es Husten – müssen Sie immer an eine Nieren- beziehungsweise Blasenentzündung denken. Dies vor allem bei Säuglingen und Kleinkindern, denn bei ihnen verläuft dieses Krankheitsgeschehen schmerzlos. Bringen Sie also, wenn Sie den Arzt wegen unklaren Fiebers aufsuchen, eine Urinprobe mit.

Akutmaßnahme

Als erste Maßnahme bei stürmischem Beginn stehen zwei Mittel zur Verfügung (Unterscheidung Seite 64):

Plötzliches hohes Fieber, oft schmerzlos

• *Aconit D6* – 50 Tropfen auf 1 Glas Wasser, davon viertelstündlich einen Schluck – oder
Belladonna D6 – 50 Tropfen auf 1 Glas Wasser, davon viertel- bis halbstündlich einen Schluck.

Bei brennenden, stechenden Schmerzen

Klagt das Kind jedoch bei dem plötzlich auftretenden Fieber über heftige, meist brennende, stechende Schmerzen im Blasen- oder Harnröhrenbereich und über Schwierigkeiten, den Harn zu halten, so fügen Sie den beiden Mitteln hinzu:
• *Cantharis D6* – fünfmal täglich 5 Tropfen oder fünfmal täglich 1 Tablette. Gleichzeitig als Phytotherapeutikum *Cystinol* – dreimal täglich 1 Teelöffel voll.
Als Getränk bietet sich *Bärentraubenblätter-Tee* an (Rezept Seite 42). Wie bei allen akuten Erkrankungen reduzieren Sie zunächst die Nahrung.

Die weiteren Maßnahmen müssen vom Arzt verordnet werden.

Zum Arzt

Die »schwache« Blase

Wichtig wird Ihre eigene Initiative, wenn sich herausstellt, daß Ihr Kind anfällig ist für Blasenentzündungen, also eine schwache Blase hat. Hier können Sie vorbeugend einwirken: Achten Sie darauf, daß Ihr Kind immer warm ist und viel trinkt; das Nieren-Blasen-System muß dauernd durchgespült werden. Allerdings: Das Kind darf nicht »zum kranken Kind gemacht« werden!

Wärme ist wichtig

Vor allem Hände und Füße müssen warm sein, sorgen Sie auch für warme Unterwäsche (Wolle). Außerdem sollten Sie unterbinden, daß Ihr Kind die Modetorheit der halbnackten Gürtellinie – zu kurzer Pullover, kein Unterhemd, tiefsitzende Hose – mitmacht.

Als Getränk stehen verschiedene Nieren-Blasen-Tees zur Verfügung. Da diese Tees als Dauergetränk über längere Zeit verabreicht werden sollen, tut man gut daran, sie in einem Vier-Wochen-Rhythmus zu wechseln. Es bieten sich an *Bärentraubenblätter-Tee* (Rezept Seite 42), *Folindor* (Tee aus einer indischen Heilpflanze, Dosierung wie auf dem Beipackzettel angegeben), *Ackerschachtelhalm-Tee* (Rezept: 1 bis 2 Teelöffel Kraut pro Tasse entweder 12 Stunden lang mit kaltem Wasser ausziehen oder mit heißem Wasser übergießen und nach 1/2 Stunde abseihen; 3 Tassen pro Tag). Sie können auch andere Tees oder Teemischungen im Turnus geben.

Wenn sich herausstellt, daß Nässe und Kälte auslösende Faktoren sind, verabreichen Sie über längere Zeit
- *Dulcamara D12* – einmal täglich 5 Tropfen.

In der Ernährung sollten Sie Obst und Gemüse in roher und gekochter Form bevorzugen, Salz und tierisches Eiweiß sind etwas zu reduzieren. Auch eine Umstellung auf Vollwertkost (Seite 29) ist ratsam. Doch auch hier bitte keine Extreme, das Lebensgefühl darf nicht beeinträchtigt werden.

Abschließend noch dies: Bedenken Sie bitte, daß einige Bakterien im Urin noch keine Schrumpfniere machen. Es wird mit solchen Schreckbildern zuviel Angst verbreitet. Die Bakterien erhalten in vielen Fällen die Gesundheit und sind nicht Krankheitserreger!

Nieren-Blasen-Tees:

- *Bärentraubenblätter*
- *Folindor*
- *Ackerschachtelhalm*

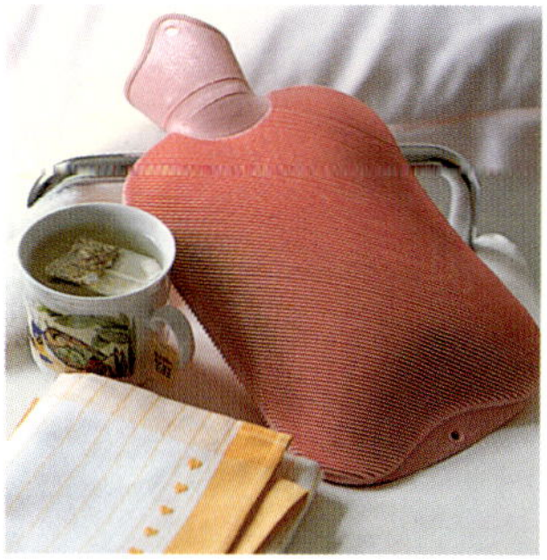

Mit Wärme und viel Flüssigkeit können Sie Blasenentzündungen vorbeugen.

Bettnässen

Für das Kind ein Alptraum

Das nächtliche, unbewußte Einnässen, das nach Beendigung des dritten Lebensjahres fortbesteht, muß als krankhaft bezeichnet werden. Es ist ein »verschwiegenes« Leiden, das Kinder und Eltern gleichermaßen betrifft und belastet. Obwohl sich diese Störung für das Kind zu einem kleinen Alptraum und für die Mutter zu einer peinlichen Bürde auswachsen kann, wird sie oft verharmlost. Und trotz des Wissens der Erwachsenen, daß dieses Leiden ihre Kinder im Schlaf überfällt, wachsen – meist unbewußt – elterliche Aggressionen dem Kind gegenüber. So entsteht dann bald eine Art von Teufelskreis, durch den sich das Leiden verschlimmert – das kindliche Schuldgefühl wächst, der stumme Vorwurf der Eltern wird bedrückender, die Verunsicherung des Kindes nimmt dadurch zu –; die Heilungschance rückt damit in weite Ferne. Da es viele verschiedene Ursachen für diese Störung gibt, ist ohne Abklärung durch den Arzt eine gezielte Behandlung nicht möglich.

Psychische Ursachen

Oft muß Bettnässen als Zeichen einer Fehl- oder Rückentwicklung im seelischen Bereich angesehen werden. Es ist »eine Flucht nach rückwärts ins verlorene Kinderparadies«. Das Kind sucht Geborgenheit im Urelement »Feucht und Warm« wiederzufinden. Man könnte auch sagen, daß dies die »ungeweinten Tränen« am falschen Ort sind.

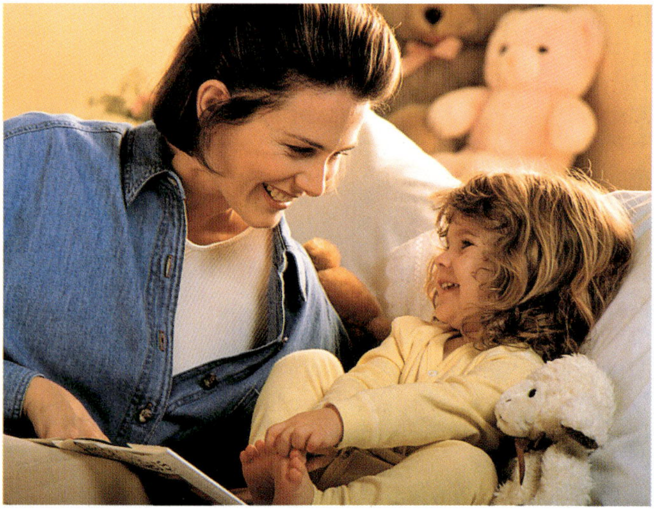

Lassen Sie den Tag harmonisch ausklingen – beim Zubettgehen genießen Kinder die kleinen vertraulichen Gespräche mit Mutter oder Vater und finden danach leichter in den Schlaf.

Die Therapie setzt nach Klärung der Ursachen ein. Wenn vom Arzt chronische Erkrankungen im Nieren-Blasen-Bereich oder Fehlbildungen und Entwicklungsverzögerungen festgestellt wurden, können einige Formen des Bettnässens gezielt behandelt werden. Bei der weit größeren Zahl unserer einnässenden Kinder allerdings liegt die Ursache dieser Störung in ihrer psychischen Entwicklung; in diesen Fällen sind Sie auf die Hilfe eines Kinderpsychologen, Kinderpsychagogen oder Kinderpsychotherapeuten angewiesen, die um so schneller erfolgreich ist, je differenzierter sie mit homöopathischen Medikamenten durch Ihren Arzt unterstützt wird.
Die richtige Auswahl der Homöopathika bedarf großer Erfahrung und muß individuell getroffen werden, deswegen kann ich Ihnen hier keine Medikamente nennen. Sie selbst aber haben die Möglichkeit, die entsprechenden Behandlungen mit geeigneten Maßnahmen einzuleiten oder zu unterstützen.

Zum Arzt

Kaltabwaschungen
Morgens und abends den unteren Rücken mit einem feuchtkalten Schwamm kurz abwaschen. Stellen Sie sich diese Maßnahme vor, dann zieht sich schon beim Gedanken daran die Muskulatur im gesamten unteren Beckenbereich zusammen – und eben diesen Effekt des Bewußtwerdens im Blasenmuskelgebiet nützen Sie hier mit großem Erfolg aus.

Unterstützend

Johanniskraut hilft
Abends Einreiben der Oberschenkelinnenseiten mit *Johanniskraut-Öl* (Seite 44). Dadurch wird die Sensibilität der Blasenschließmuskulatur erhöht.
Eine Kur mit *Johanniskraut-Tee* oder der von Apotheker Pahlow angegebenen Mischung
Johanniskraut 20,0
Melissenblätter 10,0
Orangenblüten 5,0
1 gehäufter Teelöffel der Mischung mit 1/4 Liter kochendem Wasser übergießen, 1/4 Stunde ziehen lassen, danach abseihen.
Über längere Zeit morgens und mittags je 1 Tasse Tee trinken. Ungesüßt wirkt der Tee am intensivsten.

Johanniskraut, innerlich als Tee und äußerlich als Rotöl, hilft dem Kind.

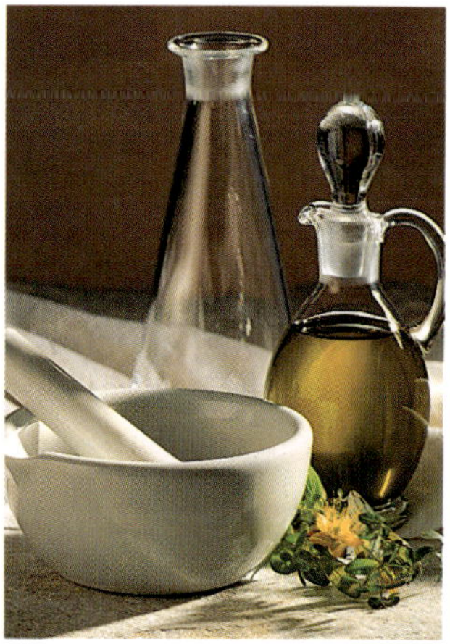

Maßnahmen ausprobieren

Ein kleiner Trick, mit dem Sie Ihrem Kind helfen können

Aus Erfahrung weiß man, daß viele Kinder nur in Rückenlage einnässen. Bindet man ihnen abends eine Windel so um den Bauch, daß der Knoten auf dem Rücken ist, dann gewöhnen sie sich an, in Seitenlage zu schlafen. Schon manches Kind ist so von seiner Störung befreit worden.
Zum Abschluß noch dies: Völliger Flüssigkeitsentzug von nachmittags an ist nicht unproblematisch. Geben Sie ab Mittag kein Mineralwasser, da viele Mineralwässer harntreibend wirken. Auch das nächtliche Aufwecken bekommt einigen Kindern nicht, doch hat es auch schon in einigen Fällen glänzend gewirkt. Man muß ausprobieren, welche Maßnahmen hier helfen, und auch mal undogmatische Methoden versuchen. Verständnis für das Kind, keine Ermahnungen oder gar Drohungen, keine Vorwürfe – das ist das Wichtigste. Die Liebe zu Ihrem Kind, die es täglich fühlt, wird jede Behandlung am wirkungsvollsten unterstützen.

Allergien

Wodurch werden Allergien ausgelöst?

Den Begriff Allergie gibt es erst seit Beginn dieses Jahrhunderts, er beinhaltet eine »Andersreaktion« des menschlichen Organismus auf körperfremde Substanzen. Die Betonung liegt auf »anders«; denn die Fähigkeit des Organismus, in der richtigen Weise zu reagieren, ist lebensnotwendig. Besitzt der Organismus diese Reaktionsfähigkeit nicht (man nennt dies »Anergie«), dann kann der Mensch beispielsweise bei der kleinsten Infektion schwer erkranken oder gar sterben. Das gesunde Mittelmaß ist die »Normergie«, die normale Reaktionsfähigkeit.

Die häufigsten Allergieformen:

- *Nesselfieber*
- *Ekzem*
- *Spastische Bronchitis*
- *Asthma*
- *Heuschnupfen*

Voraussetzung für die Entstehung der allergischen Erkrankung ist das Vorhandensein eines Allergens, das ist ein von außen an den Organismus herankommender krankheitsauslösender Faktor.
Ob jedoch eine Allergie entsteht, welcher Art sie ist und letztlich auch ihr Schweregrad hängt allein ab von der Bereitschaft jedes einzelnen Organismus, »anders« zu reagieren.

Die meisten Menschen reagieren auf allergieauslösende Faktoren (Allergene) ohne Krankheitszeichen. Doch ist die Zahl jener, die »anders« reagieren, heute in stetem Ansteigen.

Wie sich die »Andersreaktion« des Körpers zeigt

Die häufigsten und in unserem Zusammenhang wichtigsten allergischen Reaktionen zeigen sich auf der Haut, bekannt als Urtikaria (Nesselfieber) und als Ekzem, aber auch als Erkrankungen der Luftwege, beim Kind vor allem in einer spastischen Bronchitis beziehungsweise Asthma sowie Heuschnupfen.

Auslöser: Reizstoffe und seelische Belastung

Heute nimmt das Allergieproblem einen beträchtlichen Teil der Zeit unseres ärztlichen Handelns ein. Hierfür ist zunächst die forcierte Industrialisierung mit all ihren bekannten Randerscheinungen verantwortlich; sie liefert viele Reizstoffe in Luft, Wasser, Nahrung und Kleidung, die zu den unterschiedlichen allergischen Reaktionen führen können. Aber auch die Veränderungen der familiären Struktur – Kleinfamilien, Berufstätigkeit beider Eltern, verminderte familiäre Gemeinsamkeiten, labilere Ehesituationen – begünstigen die Entstehung von Allergien. Dazu kommt – und hier wird die Ursachendeutung schon schwieriger –, daß alle Menschen, vor allem aber Kinder, zunehmend anfälliger werden für diese **Noxen**.

Noxe: *Stoff oder Umstand, der eine schädigende Wirkung auf den Organismus ausübt*

Denken Sie nur an die vielen unter Heuschnupfen leidenden Menschen; vor fünfzig Jahren noch begegnete man dieser Erkrankung sehr selten, obwohl die auslösenden Blüten- und Gräserpollen den Menschen in derselben Form umgaben wie heute.

Die Ursachen behandeln

Ausgerüstet mit diesem Grundwissen verstehen Sie bestimmt, daß eine heilende Beeinflussung der allergischen Krankheiten nur möglich ist, wenn wir ihrer im Menschen versteckten Ursache möglichst nahekommen. Nicht die Desensibilisierung, das Unempfindlichmachen gegen die schädigenden Faktoren, wird den Patienten wieder ins Gleichgewicht bringen, wir müssen uns vielmehr bemühen, aus der Gesamtheit der erkennbaren Symptome und der allergischen Reaktionen im körperlichen wie im seelischen Bereich einen Einblick in das Wesen des Krankheitsprozesses zu erhalten. Dabei müssen wir uns darüber klar sein, und das gilt für alle Erkrankungen, daß wir im Grunde immer nur das äußere Bild des Krankheitsgeschehens erfassen. Das wirklich Krank-Machende, das Aus-dem-Gleichgewicht-Bringende spielt sich in Bereichen ab, die uns unzugänglich sind.

Was Sie selbst tun können

Welchen Beitrag können wir, gemäß unserem Wunsch, naturgemäß zu heilen, bei der Allergie leisten?

- Ersatz der Kuhmilch durch Soja- und Mandelmilch, vor allem bei Asthma mit feuchtem Auswurf und bei feuchten Ekzemen. Quark (nicht Joghurt) kann versucht werden.
- Reduzierung, wenn möglich eventuell langsam völliges Weglassen von Zucker und zuckerhaltigen Nahrungsmitteln. Ersatz durch Honig (ab dem 9. Lebensmonat), Rosinen, Feigen, Datteln und Trockenfrüchte.
- Reduzierung von Kochsalz (nicht kochsalzloses Essen), vor allem bei trockenen Ekzemen und Asthma mit schlecht sich lösendem Auswurf.
- Ein großer Umstimmungsreiz kann von einigen (8 bis 10) Rohkosttagen erwartet werden, die natürlich nur größeren Kindern zugemutet werden sollten. Dabei ist auf gutes Kauen zu achten. Rohkost sollte

Die wichtigsten Selbsthilfe-Maßnahmen:

- *Keine Kuhmilch*
- *Wenig Zucker (Honig erst ab 9. Lebensmonat)*
- *Wenig Kochsalz*
- *Rohkosttage*
- *Warme Bäder*
- *Klimawechsel*

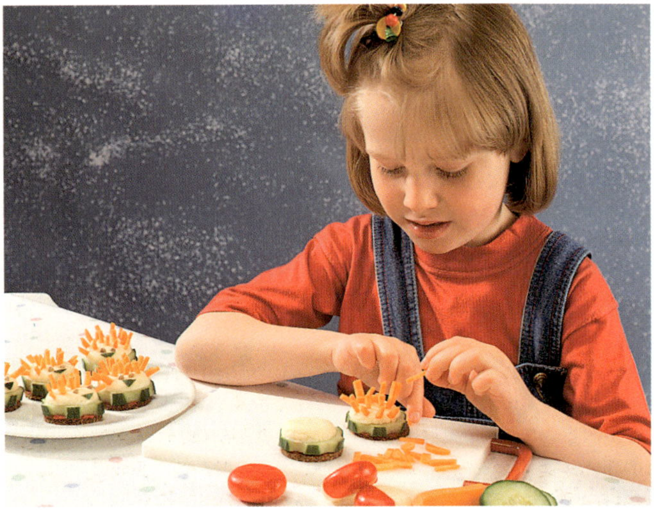

Beim Schnippeln und Garnieren kommt den kleinen Helfern der Appetit auf Rohkost von alleine.

nicht zur Dauernahrung werden; allerdings kann nach den Rohkosttagen ein Viertel der täglichen Nahrung weiterhin aus Rohkost bestehen.

Kein Überwärmungsbad bei Cortison-Behandlung

- Einmal wöchentlich sollte ein Überwärmungsbad (Seite 50) durchgeführt werden – bei Ekzemen mit Zusatz von Stiefmütterchen-Abkochung (-sud), bei Asthma mit Heublumen (Seite 51).

Vorsicht mit dem Überwärmungsbad bei Patienten, die mit Cortison behandelt wurden! Sie dürfen das erste Bad frühestens acht Wochen nach der letzten Cortisongabe machen!

- Symbioselenkung (Seite 59).
- Auf warme Füße achten. Allergieanfällige Menschen leiden oft unter kalten Füßen. Abends warme Fußbäder unter Zusatz von zwei gehäuften Eßlöffeln Senfmehl (Seite 51). Ein solches Fußbad kann bei einem Asthmaanfall krampflösend wirken!
- Ein Klimawechsel; es kommt sowohl das Meer als auch das Gebirge in Frage.

Die Klimakur

Klimakuren im Mittelgebirge sind ohne Effekt; von schwacher Wirkung ist die Ostsee. Am besten ist eine Kur an der Nordsee oder am Atlantik. Der Aufenthalt sollte mindestens sechs, besser noch acht Wochen dauern; eine kürzere Dauer ist ohne Wirkung. Jahreszeitlich gibt es keine Einschränkung.

Die Reaktionen auf einen Aufenthalt am Meer sind sehr unterschiedlich und reichen von einer Verschlechterung des Zustandes (sehr selten) bis hin zur völligen Ausheilung. Die Wirkung ist nicht vorauszusagen, in der Mehrzahl der Fälle jedoch ist sie positiv, so daß ein Versuch immer anzuraten ist.

Grenzen der Klimakur

In den Fällen, in denen erfahrungsgemäß psychische Faktoren die allergischen Schübe auslösen, ist die am Meer oder im Gebirge deutliche Besserung nur von kurzer Dauer. Auch Kurwiederholungen verbessern das Resultat nicht.

Die Klimakur im Gebirge wirkt fast immer außerordentlich positiv bei Aufenthalt auf geologisch altem Gestein, also auf Urgestein – so in Österreich im Ötztal und in der Schweiz in Graubünden, im Engadin und im Wallis. Gebirgskuren auf Kalkgestein, also auf

geologisch jungem Gestein, beispielsweise im Wetterstein- oder im Karwendelgebirge und in den Dolomiten, haben meist keine gute Wirkung.
Eine Vertiefung der Wirkung bringt eine Wiederholung der Kur nach ein und zwei Jahren.

Allergien müssen ursächlich und individuell behandelt werden

Alle aufgeführten Maßnahmen haben nur sekundäre Bedeutung, vor allem kann man mit ihnen in den seltensten Fällen eine Allergie heilen. Es kann sogar gelegentlich zur Verschlimmerung des Erscheinungsbildes kommen. Deswegen können diese Hinweise nicht jedem Kind eine Hilfe bringen. Ich habe schon erlebt, daß sich allergische Ekzeme deutlich besserten, nachdem Kinder wieder Kuhmilch tranken, die lange Zeit durch andere Eiweißsubstanzen ersetzt worden war.

Hilft die Desensibilisierung?

Eine Desensibilisierung gegen die – ausgetesteten – auslösenden Allergiefaktoren (zum Beispiel Gräser oder Tierhaare), wie sie häufig vorgenommen wird, versetzt den Organismus nur in den Stand, gegen diesen einen Stoff nicht mehr allergisch zu reagieren; die Grundkrankheit, also die Tatsache, daß es überhaupt zu einer allergischen Reaktion kommt, bleibt dabei unberücksichtigt.
Oft tritt nach einer scheinbar erfolgreichen Desensibilisierung eine Sensibilität auf andere Stoffe auf.

Die Ursache individuell behandeln

Toleranz, Beweglichkeit im Denken und lebendiges Beobachten, Befreiung von Fanatismus – das sind die Voraussetzungen für eine glückliche Hand beim Behandeln von Krankheiten. Wir lernen bei unserem therapeutischen Bemühen immer wieder: Jeder Mensch ist eine einmalige Persönlichkeit. Wir müssen gerade bei Allergien der Forderung nach einer ursächlichen, individuellen Behandlung gerecht werden, was am sichersten durch eine homöopathische Behandlung geschieht.

Den Arzt fragen

Da das Auffinden der richtigen Arznei wegen der Kompliziertheit des Geschehens meist sehr schwierig ist, kann ich keinen allgemeingültigen Vorschlag machen. Ich möchte Ihnen nur dringend empfehlen, einen erfahrenen homöopathisch therapierenden Arzt zu konsultieren.

Unterstützende Maßnahmen:

- *Quark- oder Zitronenwickel*
- *Senfmehlfußbad*
- *Spezielle Tees*
- *Atemtherapie*

Allergisches Asthma

Unterstützen Sie die medikamentöse Behandlung mit folgenden Maßnahmen: Bei den geringsten Anzeichen beginnender Atmungsbeschwerden legen Sie einen *Quarkwickel* an (Seite 53) und führen *Senfmehlfußbäder* durch (Seite 51). Manche Kinder mögen den Quarkwickel nicht, dann wird der entkrampfende *Zitronenbrustwickel* durchgeführt (Seite 54). Gleichzeitig bieten Sie dem Kind Tee an.

Teemischungen – nicht nur für den Akutfall

Als krampflösende Mischung hat sich bewährt:

Krampflösender Tee

Holunderblüten 25,0
Huflattichblätter 20,0
Fenchelfrüchte 5,0

Hat man den Eindruck, die Beschwerden werden nicht so sehr durch Verkrampfung, sondern durch schlecht sich lösenden Schleim verursacht, so ist folgende Mischung vorzuziehen:

Schleimlösender Tee

Huflattichblätter 30,0
Spitzwegerichblätter 30,0

• Zubereitung und Anwendung beider Teemischungen: 1 Teelöffel der Mischung mit 1/2 Liter kochendem Wasser überbrühen, 10 Minuten ziehen lassen, abseihen und mit etwas Honig süßen. Über den ganzen Tag verteilt viertelstündlich einen Schluck warmen Tee.

Bei Neigung zu häufigen asthmatischen Anfällen ist es vorteilhaft, im krankheitsfreien Intervall zweimal täglich 1 Tasse der Teemischung (je nach Beschwerde schleim- oder krampflösend) zu trinken, allerdings sollte der Tee dann dünner zubereitet werden: Brühen Sie 1/2 Teelöffel der Mischung mit 1/2 Liter kochendem Wasser auf.

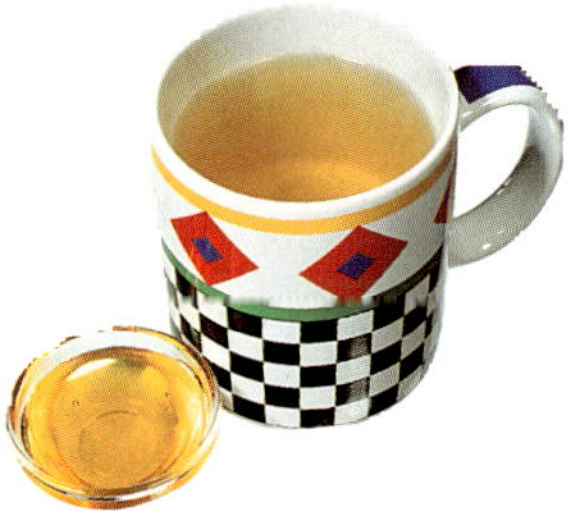

Etwas Honig im Tee versüßt die Arznei.

Das Ausatmen üben

Lassen Sie sich von einer Atemtherapeutin Übungen zeigen, die die Ausatmung fördern und üben Sie mit Ihrem Kind. Bei Asthma ergibt sich dadurch, daß die kleinsten Atemgefäße verkrampft sind, ein Ausatmungsproblem, das bedeutet: Die Atemluft kann nicht vollständig ausgeatmet werden, für die einzuatmende Luft ist kein Platz vorhanden. Beruhigende Ausatmungsübungen können also außerordentlich wohltuend wirken. Läßt die Angst nach, löst sich auch die Verkrampfung.

Das allergische Ekzem

Salbe gegen Juckreiz

Das allergische Ekzem kann mit Sicherheit durch äußere Salbenanwendungen nicht geheilt werden; Salbe sollte man also nur zur Juckreizlinderung verordnen.

Für die verschiedenen Ekzemformen sind unterschiedliche Salbenzusammensetzungen erforderlich.

Eine *Salbenmischung,* die sich bei vielen Formen sehr bewährt hat: eine Dose (35 g) Ekzevowensalbe (Weber & Weber), gemischt mit 80 g Vaseline und 80 g Penatencreme (die Mischung kann Ihnen in der Apotheke bereitet werden). Diese Salbe, zweimal täglich dünn auf die am stärksten juckenden Stellen aufgetragen, bringt im allgemeinen deutliche Verminderung des Juckreizes.

TIP

Achten Sie bei feuchten Auflagen darauf, daß durch die Feuchtigkeit keine zu starke Kälteeinwirkung entsteht – die Kompressen müssen also häufiger warm erneuert werden.

Auch mit *feuchten Auflagen* (Seite 55) werden feuchte Ekzeme behandelt, am vorteilhaftesten mit einem Stiefmütterchen-Aufguß unter Zusatz von 5prozentigem Eichenrinden-Extrakt (Seite 55).

Bei entzündetem Ekzem

Ist das Ekzem entzündet, was leider immer wieder vorkommt, so empfiehlt sich die Anwendung von *Zinkschüttelmixtur mit 5prozentiger Calendula-Essenz* (wird Ihnen in der Apotheke zubereitet) – zweimal täglich einpinseln.

Erkrankungen der Haut

Verletzungen

Schutz vor Tetanus: die Impfung

Jede, auch die kleinste Verletzung mit einer Nadel oder durch einen Rosendorn kann eine Tetanusinfektion bewirken. Diese Erkrankung kommt zwar selten vor, da jedoch in keinem Fall vorhersehbar ist, ob sich eine Tetanusinfektion entwickelt, die Mehrzahl der auftretenden Erkrankungen aber tödlich verläuft, gibt es keine Alternative zur Tetanus-Impfung (Seite 116).

Das erste bei einer Verletzung, gleich welcher Art, ist eine Reinigung mit *Calendula-Essenz,* im Verhältnis 1:5 mit Wasser verdünnt (Seite 43). Bei kleineren Wunden legen Sie einen Salbenverband an mit

Populus cpSalbe (Jso-Werk) oder *Wund- und Brandgel* (Wala) oder *Heilsalbe* (Weleda).

Zum Arzt

Riß- und Platzwunden sowie große Schürfwunden müssen vom Arzt versorgt werden (Ruhigstellung).

Homöopathika fördern die Heilung

Innerlich, das erhöht die Heiltendenz sehr, geben Sie

• bei Schnittwunden *Staphisagria D12* – einmal täglich 5 Tropfen;

• bei Rißwunden *Calendula D12* – einmal täglich 5 Tropfen;

• bei Quetschungen oder Beulen zunächst *Arnika D6* – dreimal täglich 5 Tropfen, nach vier Tagen *Acidum sulfuricum D12* – einmal täglich 5 Tropfen;

• bei Verrenkungen *Rhus tox. D12* zusammen mit *Arnika D12* – von jedem Mittel einmal täglich 5 Tropfen;

• bei Knochenbrüchen *Symphytum D6* – dreimal täglich 5 Tropfen, zusammen mit *Calcium phosphoricum D12* – einmal täglich 5 Körnchen (Globuli), morgens;

• bei Blutungen, zur Blutstillung bei Verletzungen, bei Bluterguß, auch bei der Kopfgeschwulst nach der Geburt Kompressen mit *Arnika-Tinktur* (Seite 43) auf die verletzte Stelle, dazu innerlich *Arnika D6* – dreimal täglich 5 Tropfen.

Vor einer Operation

Vorbeugend

Muß Ihr Kind operiert werden, so ist nach dem oben Gesagten die Gabe von *Arnika D6* (Quetschung, Blutstillung) und *Staphisagria D6* (Schnittwunden) hilfreich: Drei Tage vor bis sieben Tage nach der Operation, jeweils in der angegebenen Dosierung.
Übrigens: Manche Kinder erholen sich schlecht von einer Narkose – sie sind längere Zeit danach unlustig, müde, weinerlich, nicht mehr »die Alten«. Hier rate ich, das Präparat *Aurum/Valeriana comp.* (Wala) – drei Wochen lang dreimal täglich 10 Körnchen (Globuli) – zu geben.

Verbrennungen

Zum Arzt

Wund- und Brandessenz (Wala) oder *Combudoron-Essenz* (Weleda), im Verhältnis 1:10 mit Wasser verdünnt, als feuchte Umschläge aufgelegt, sind das beste als Erste Hilfe bei jeder Art von Verbrennungen, noch

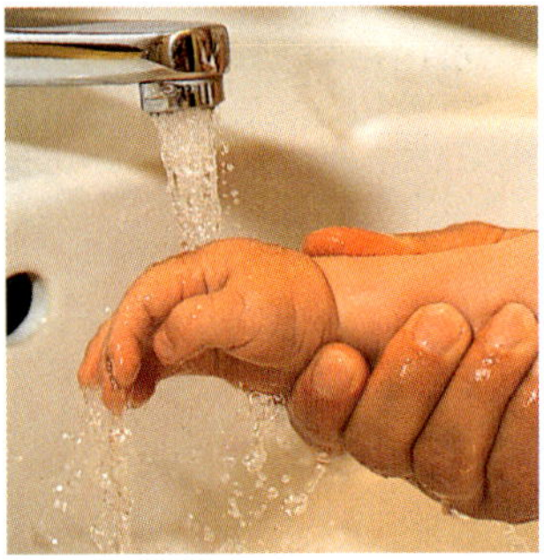

Halten Sie verbrannte Haut schnell für einige Minuten unter fließendes kaltes Wasser.

bevor Sie zur Klärung des weiteren Vorgehens den Arzt aufsuchen. Durch diese Umschläge wird nicht nur sofort dem Schmerz die Spitze genommen, sondern auch der Heilungsprozeß eingeleitet.

- Innerlich unterstützen Sie mit *Cantharis D6* – dreimal täglich 5 Tropfen, zusammen mit *Causticum D12* – einmal täglich 1 Tablette.

Insektenstiche

Bei den sehr seltenen Überempfindlichkeitsreaktionen gegen Insektenstiche und bei Stichen in den Rachen, vor allem von Wespen, Bienen, Hornissen, besteht Gefahr. In solchen Fällen muß sofort der Arzt aufgesucht werden.

Zum Arzt

Bei äußeren Stichen machen Sie zunächst *kühlende Auflagen,* am besten mit Zwiebel-, Kartoffel- oder Apfelscheiben, die Sie auf die Stiche legen, zusätzlich *Calendula-Umschläge* (Seite 43). Diese Maßnahmen sind vor allem bei Wespenstichen, die sich leicht entzünden können, erforderlich. (Wespen ernähren sich auch von Abfällen, Bienen fast nur von Nektar.) Durch die Umschläge wird der erste Schmerz genommen, und die Schwellung hält sich in Grenzen.

- Innerlich geben Sie *Apis D6* – dreimal täglich 5 Tropfen – bis die Schwellung abgeklungen ist.

Hauteiterungen

Infizierte, eiternde Wunden reinigen sich immer, wenn Sie *Calendula-Umschläge* (Seite 43) auflegen. Die Ringelblume ist bei Eiterungen wirklich ein Wundermittel. Später machen Sie *Calendula-Salbenverbände.* Die notwendige innerliche Behandlung ist sehr differenziert bei eiternden Wunden und bleibt dem Arzt vorbehalten.

Bei schlechter Heilhaut aber, wenn die kleinsten Wunden, gleichgültig welcher Art, sich entzünden, dann sollten Sie über längere Zeit *Hepar sulfuris D12* geben – einmal täglich 1 Tablette.

Furunkulose

Reifung der Furunkulose können Sie erreichen durch Salbenauflagen mit *Mercurialis perennis Salbe 10%* (Weleda). Ruhigstellung ist erforderlich.

Die notwendige innere Behandlung kann nur der Arzt bestimmen. Wenn eine Furunkulose längere Zeit besteht, muß zur Konsultation immer eine Urinprobe zur Zuckeruntersuchung mitgebracht werden.

Zum Arzt

Akne

Akne tritt meist vor, während oder nach der Pubertät auf. Es gibt verschiedene Ursachen, meist kommen mehrere Faktoren zusammen: Stoffwechselstörungen in Form von Verstopfung, schlechte Eßgewohnheiten und nicht selten psychische Probleme mit der ins Bewußtsein tretenden Sexualität. Bei allen Kindern mit Akne dürfen die Eltern ein offenes Gespräch über dieses Thema nicht scheuen; es kann eine Befreiung sein.

- Äußerliche Behandlung: Das Gesicht oder andere befallene Stellen morgens und abends mit *Akne-Wasser* (Wala) betupfen.
- Innerlich: *Akne-Kapseln* (Dosierung wie auf dem Beipackzettel angegeben). In dem Heilpflanzen-Buch von Apotheker Pahlow (Seite 121) finden Sie einige sehr wirkungsvolle Teemischungen.

Für gute Verdauung sorgen
Am besten durch Kostumstellung: viel Vollkornernährung, Obst und Gemüse, Sauermilch in Form von Quark, Bioghurt und Kefir. Bitte nicht viel Süßigkeiten, vor allem keine oder nur wenig Schokolade, absolutes Schweinefleisch- und damit auch Wurstverbot.

Da die Akne leider an Hartnäckigkeit nichts zu wünschen übrigläßt, müssen wir in sehr vielen Fällen zu ausgesuchten homöopathischen Medikamenten greifen. Das passende Mittel kann nur der Arzt auswählen – bei Akne muß »der ganze Mensch« behandelt werden (auch Seite 47).

Den Arzt fragen

Fehlverhalten, Entwicklungsstörungen

Unruhe beim Säugling

Manche Kinder kommen als Schreier auf die Welt. Es scheint so, als ob die Entlassung aus der Wärme und Flüssigkeitshülle des mütterlichen Leibes ihnen unbehaglich sei. Hat die Geburt lange gedauert, mußte sie durch Medikamente oder ärztliche Eingriffe unter-

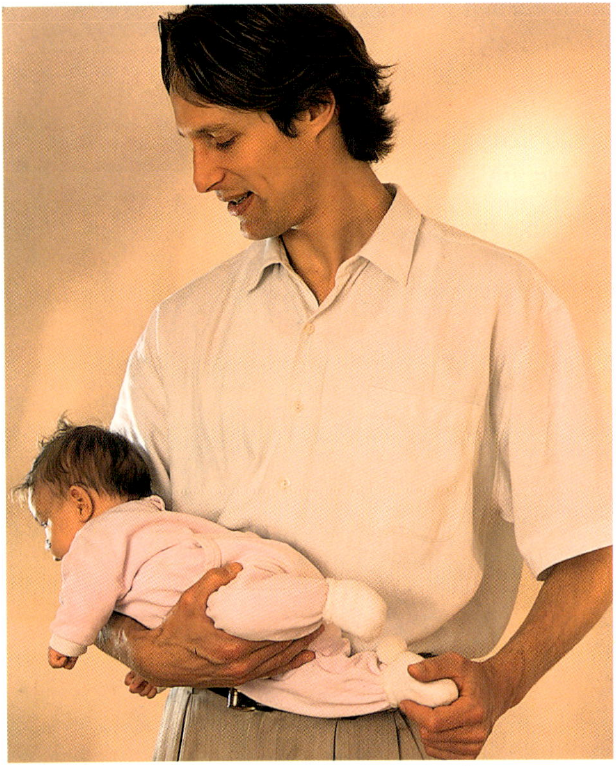

Manche Babys beruhigen sich in der »Fliegerhaltung«.

stützt werden, so soll der erste und oft erfolgreiche Beruhigungsversuch mit einer einmaligen Gabe von *Arnika D30* und *Cuprum D30* – jeweils 5 Körnchen (Globuli) – unternommen werden.
Später auftretende Unruhezustände, meist von der dritten oder vierten Lebenswoche an, sind im Zusammenhang mit der Nahrungsaufnahme und Verdauung zu sehen; darüber finden Sie auf Seite 12 ausführliche Informationen. Die berühmt-berüchtigten Schreiattacken beim Zahnen und ihre richtige Behandlung habe ich auf Seite 15 beschrieben.

Warum Ihr Säugling nachts aufwacht und schreit

• Der Säugling hat Hunger, tagsüber war die Nahrungsaufnahme nicht ausreichend möglich. Dies ist hauptsächlich bei jungen Säuglingen zu beobachten, die, bedingt durch ihre Veranlagung, noch zu schwach sind, um ausreichend zu trinken. Hier gibt es Medikamente zur Behebung der Trinkschwäche (Seite 27).

• Der Säugling hat Schmerzen, meist verursacht durch Blähungen, die sich weder nach oben noch nach unten »befreien« können (Hilfen Seite 84).

Frühe Entwöhnung – damit Ihr Kind durchschläft

Das Baby steckt – sicher nicht, weil es Hunger hat, sondern eher, weil es dies so wunderschön findet – liebend gerne seine Nase auch nachts ein paarmal in die mütterliche Brust. Natürlich ist die Brust das beste Beruhigungsmittel, aber ein Verwöhnen durch nächtliches Hochnehmen und Anlegen hat zur Folge, daß das Kind nicht daran denkt, einmal eine Nacht durchzuschlafen, weil die Unterbrechungen ja viel zu schön sind. Hier heißt die Therapie »Entwöhnung«, und zwar je früher, desto einfacher. Zunächst geben Sie Ihrem Baby anstelle der Brust Fenchel- oder Kamillen-Tee (Rezepte Seite 38 und 40) – was natürlich auf Protest stößt, doch es hilft nichts, Sie müssen der Stärkere bleiben. Irgendwann, je nach Temperament und Charakter Ihres Kindes (hier können Sie die ersten Studien über seine Persönlichkeit anstellen), verschwindet das nächtliche Trinkbedürfnis und damit die Unruhe. Der Pfad zwischen unangebrachtem Mitleid und Behutsamkeit im Vorgehen ist oft recht schmal. Natürlich kann durch Ihren Arzt dieser Prozeß medikamentös unterstützt werden.

Statt der Brust: Tee

Nervosität bei Klein- und Schulkind

Bei den sogenannten nervösen Kindern – es ist dies eigentlich eine willkürliche Einteilung – steht eine allgemeine Bewegungsunruhe im Vordergrund. Weder kurzes Zuhören noch ruhiges Sitzen ist von ihnen zu erwarten, alles mögliche, ob sinnvoll oder sinnlos, wird zum Herumspielen in die Hand genommen.

Bewegungsunruhe, Fahrigkeit, Konzentrationsschwäche

Auch diskreter tritt die Nervosität in Erscheinung: Zeitweilig fahrige Zuckungen der verschiedenen Muskelgruppen, sogenannte Tics, besonders auffallend im Gesicht, oder das Nägelkauen sind ein Hinweis auf eine erhöhte seelische Sensibilität. Ermahnungen oder Vorhaltungen bringen nur für kurze Zeit eine Veränderung, oft verschlimmern sie sogar das Bild.

Spielen und später auch das Lernen stehen unter dem Zeichen von Fahrigkeit, mangelnder Ausdauer und Konzentrationsschwäche. Je nach Schweregrad werden die Nerven der Mitmenschen, speziell der Eltern, erheblich

Mannigfaltige Ursachen

Die Nervosität der Kinder ist immer in einer gewissen konstitutionellen Veranlagung begründet, die durch die vielen, schon oft zitierten Faktoren erst zum Problem wird; zum Beispiel durch Eifersucht oder dadurch, daß die Eltern, weil beide berufstätig, nicht genügend oder gar keine Zeit für ihr Kind haben, durch ein Übermaß an optischen und akustischen Reizen (Fernseher, Radio, Plattenspieler, elektronisches Spielzeug), durch falsche Kost oder Medikamentenwirkung – um nur einige zu nennen.

strapaziert, so daß es von dieser Seite zu unbeherrschten Reaktionen kommt, die das Ganze verschlimmern. Wollen wir uns um eine Beruhigung dieser Veranlagung bemühen – mehr ist vordergründig scheinbar nicht möglich –, so sollten wir zunächst kritisch und selbstkritisch prüfen, ob das Kind Schwierigkeiten ausgesetzt ist (siehe Kasten Seite 103). Ist das der Fall, müssen wir Abhilfe schaffen. Es ist klar, daß es leichter ist, diese Forderung aufzustellen, als ihr gerecht zu werden; ich meine jedoch, daß sich das eine oder andere immer verändern läßt.

Meine »guten Ratschläge«

• Richtige Ernährung (Seite 28) – auf einen kurzen Nenner gebracht: quantitativ keine zu üppige, qualitativ jedoch hochwertige Kost; Suppen, Gemüse und Brotaufstrich sind tunlichst Hefepräparate wie Hefeflocken, Vitam-R, Cenovis zuzusetzen.
• Keine nervenanregenden Getränke wie Kaffee, Tee oder gar Cola.

Heilpflanzen-Tees, die beruhigen

Bereiten Sie stattdessen als beruhigendes Dauergetränk einen wohlschmeckenden Heilpflanzen-Tee aus Melissenblättern, Johanniskraut, Baldrianwurzel, Malvenblüten, manchmal auch aus Kamille und Fenchel – einzeln oder in Mischungen zu gleichen Teilen (Rezepte Seite 38, 40).
Sie können den Tees Orangen- oder Lavendelblüten, die den Tee schön blau färben, hinzufügen, sie mit Honig etwas süßen, vielleicht auch mit Zitronensaft ansäuern.

Die Selbstheilungskräfte unterstützen

Die Heilkraft des Fiebers

Eine der bemerkenswertesten Hilfen bei diesen Kindern geht von ihnen selbst aus: Ein plötzlich auftretendes Fieber, oft mit heftigen Träumen und Schweißausbrüchen, manchmal ohne weitere erkennbare Symptome, kann die »neuropathische« Veranlagung auflösen. Ein Segen, daß unser Körper diese Fähigkeit besitzt – und folgenschwer, wenn die Selbstheilungskräfte aus Unwissenheit oder unbegründeten Ängsten unterdrückt werden (Seite 24).

Symbioselenkung

Professor Mommsen, ein erfahrener Kinderarzt (Seite 120), empfiehlt als weitere Behandlungsmöglichkeit die Symbioselenkung (Seite 59). Ich habe damit nicht so überzeugende Resultate in diesem Krankheitsbereich gesehen wie von ihm geschildert. Dies kann jedoch auch an der fehlenden Konsequenz bei der Einnahme der Medikamente liegen, die über ein Jahr zuverlässig erfolgen muß, und daran, daß die gleichzeitig geforderte strenge Diät nicht eingehalten wurde. Abschließend noch der Hinweis darauf, daß mit Homöopathika hervorragende Möglichkeiten gegeben sind, diese Störungen positiv zu beeinflussen; doch sei zugegeben, daß in einigen Fällen eine gute Wirkung lang auf sich warten läßt. Ein erfahrener Arzt kann Sie hier beraten.

Langsame Umstimmung durch Homöopathika

Appetitstörungen

Für die Appetitlosigkeit unserer Kinder möchte ich drei Ursachen nennen: zu volle Töpfe – Folgen der Wohlstandsgesellschaft –, zu viel Gerede über und um das Essen, Krankheit und konstitutionelle Veranlagung.

Die richtige Ernährung:

- *Wenig Süßigkeiten*
- *Kräutertee als Dauergetränk*
- *Keine Zwischenmahlzeiten*
- *Vollwertkost*

Folgen der Wohlstandsgesellschaft

Sie sind schwierig zu beeinflussen, zumal die Umgebung der Kinder oft einen unseligen Einfluß hat. Hierauf ist zu achten: Reduzierung von Süßigkeiten und von geschmacklich korrigierten Getränken; Durst sollte nur gestillt werden mit ungesüßtem Kräutertee (Seite 33). – Keine Zwischenmahlzeiten; dies gilt generell für jedes Kind, ist aber bei Appetitstörungen besonders wichtig; der Magen muß auch einmal zur Ruhe kommen. – Zur Schulpause und am Nachmittag sollte das Kind einen Apfel oder eine Birne essen, wobei einheimisches Obst allen Südfrüchten vorzuziehen ist. – Kräftige, einfache Vollwertkost (Seite 29).

Zuviel Gerede ums Essen verdirbt den Appetit

Manchem Kind verschlägt schon der Gedanke ans Essen den Appetit, weil stets und ständig an seinen Eßgewohnheiten herumgenörgelt wird. Die ihm gegenüber von den Eltern ständig geäußerte Sorge wirkt schließlich wie ein Anti-Appetit-Mittel. In diesen Fällen hilft nur eins: Über diese Störung darf nicht mehr gesprochen werden! Außerdem bekommt das Kind nur sehr wenig Essen (zwei Teelöffel voll) auf den

Die wichtigsten Verhaltensregeln:

- *Nicht übers Essen reden*
- *Nur kleine Portionen*
- *Geduld, Disziplin und Phantasie*

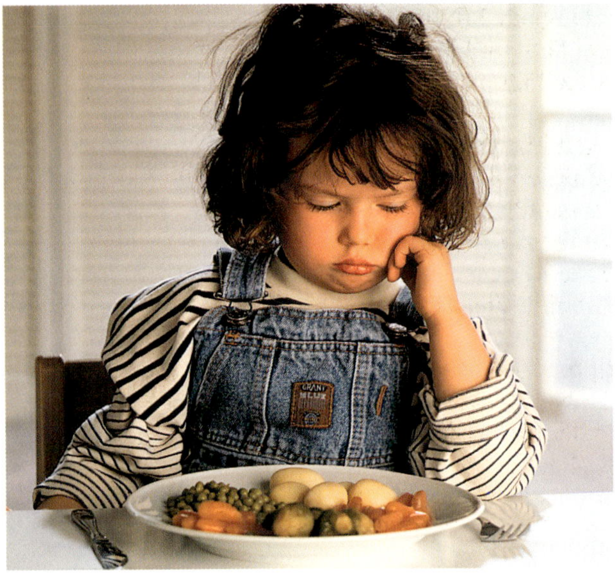

Appetitmangel wird durch einen überfüllten Teller verstärkt; geben Sie stets kleine Portionen.

Teller, der ihm wortlos gereicht wird. Ißt es diese kleine Menge auf, so ist die Frage, ob es noch mehr möchte, nicht erlaubt. Verlangt es von selbst nach mehr, wird ihm kommentarlos wieder eine kleine Menge auf den Teller gegeben; ist es satt, dann muß diese Tatsache wortlos akzeptiert werden. Rührt das Kind das Essen nicht an, dann seien auch Sie ungerührt! Das kann sehr wohl zunächst ein paarmal vorkommen, der Anti-Appetit-Reflex, ausgelöst schon durch den Gedanken an Essen (vom Geruch oder vom Darüber-Reden ganz zu schweigen), bildet sich erst langsam zurück. Bewahren Sie Geduld, halten Sie auf Disziplin, entwickeln Sie Phantasie, und plaudern Sie beim Essen fröhlich über alle möglichen schönen Dinge. Eines kann ich Ihnen versichern: Haben Sie dieses alles durchgestanden, dann sind Ihnen der Erfolg dieser Bemühungen und die Dankbarkeit des Kindes sicher; verhungert ist aus diesem Grund noch kein Kind. Aber schon manches Kind hat die Nahrungsverweigerung als Erpressung benutzt und die zunehmende Ratlosigkeit seiner Eltern »genossen«.

Appetitmangel wegen Krankheit oder Veranlagung

Nach jeder Krankheit: Ruhe

Bei Kindern, die nach einer Krankheit nicht so richtig wieder die »Alten« werden, müssen wir uns auch daran erinnern, daß eine große Hilfe bei jeder Heilung die ausreichende Ruhe ist. Es ist wichtig, daß bei jeder fieberhaften Erkrankung die notwendige Bettruhe eingehalten wird – danach stellt sich der Appetit bald von alleine, oft sogar verstärkt wieder ein.

Mittel, die den Appetit und die Verdauungsdrüsen anregen

• Medikamentös stehen uns einige bewährte Heilmittel zur Verfügung, von denen jeweils eines gegeben werden kann:

Nährkraftquell (Weleda) – dreimal täglich 1 Tablette; *Roseneisen/Graphit* (Wala) dreimal täglich 3 bis 5 Globuli; *Levico cps.* (Wala) dreimal täglich 3 bis 5 Globuli.

• Da als Ursache der Appetitlosigkeit hin und wieder eine ungenügende Magensaftproduktion festgestellt wird, hier eine bewährte Zusammenstellung aus Heilpflanzen-Säften zur Anregung der Verdauungsdrüsen: *Gentiana D1* und *Abrotanum D1* (je 20 ccm) – dreimal täglich 5 bis 10 Tropfen, möglichst eine Viertelstunde vor dem Essen.

Bei einer Appetitlosigkeit, die aufgrund einer konstitutionellen Situation auftritt – meist bei zarten, zu lymphatischen Reaktionen neigenden Kindern mit häufigen Erkrankungen im Nasen-Rachen-Bereich –, muß das für die spezielle Eigenart des Kindes richtige Medikament gefunden werden, was nur dem behandelnden Arzt möglich ist.

Den Arzt fragen

Schlafstörungen

Eine Einschlaf- oder Durchschlafstörung ist, vor allem bei Kindern, immer ein Zeichen für eine ganzheitliche Störung; das gilt auch für eine chronische Müdigkeit, also die Unfähigkeit, voll in den Wachzustand hineinzufinden.

Was den Schlaf vom Wachsein unterscheidet

Schlaf ist keine Tätigkeit, so wie man sie sich beispielsweise vom Verdauungsapparat vorstellt, sondern ein Zustand des gesamten Menschen innerhalb einer Zeiteinheit, die sich rhythmisch wiederholt. Das Denken, die seelischen Empfindungen und die Sinneswahrnehmungen sind in ihrer Aktivität weitgehend unterbrochen, während die Organe, so Herz, Lunge, Magen, Darm, Drüsen, Leber, Nieren kontinuierlich weiterarbeiten.

Warum Ihr Kind nicht in den Schlaf findet

Auf Unruhe und Schlafstörungen der Säuglinge wurde schon hingewiesen (Seite 15, 102). Von den älteren Kindern werden nicht selten jene in der Nacht unruhig und schrecken aus dem Schlaf auf, bei denen der Tag mit Unruhe in der Umgebung angefüllt war. Zu viele und zu verschiedenartige optische und akustische Eindrücke, die Nervosität der Eltern, auch die Unbe-

Häufigste Ursachen für Schlafstörungen:

- *Zuviel Unruhe am Tag*
- *Zuviel Essen*
- *Zappelei*
- *Ängste*

herrschtheit der Mitmenschen untereinander beeinflussen die Schlafqualität der Kinder ganz erheblich. Auch eine überreiche Ernährung ist für den Schlaf nicht förderlich, da die Verdauungsorgane dadurch überlastet sind. Immer wieder ist zu beobachten, daß dicke, plumpe und bewegungsunlustige Kinder, die leicht zum Schwitzen neigen, nicht richtig in den Schlaf finden.

Auch werden immer wieder Kinder in der Praxis vorgestellt mit Schlafstörungen, die ihre Ursachen in einer permanenten Unruhe der Arme und Beine haben. Es sind dies Kinder wie der aus dem »Struwwelpeter« bekannte Zappelphilipp – einem Buch übrigens, das für Kinder, unter psychologischem Aspekt beurteilt, nicht sehr empfehlenswert ist.

Zu erwähnen sind auch Ein- und Durchschlafstörungen, hervorgerufen durch vielerlei Ängste, die bei Kindern schon sehr früh auftreten können.

Wie Sie Ihrem Kind helfen können

Abends eine leichte Mahlzeit

Sicher ist es leichter, die Gründe für Schlafstörungen aufzuzeigen, als einen Rat zu geben, wie man ein Kind aus den eingefahrenen Dysrhythmien wieder zurückführen kann in den normalen Schlaf-Wach-Rhythmus. Doch gibt es sicher immer die Möglichkeit, einiges von der Reizüberflutung auszuschalten und das Kind verantwortungsbewußt zu ernähren (Seite 28). Am Abend sollten Sie Ihrem Kind eine in ihrer Menge etwas reduzierte, leichte, aber vollwertige Mahlzeit geben – bitte nicht direkt vor dem Zubettgehen. Und auch hier gilt: Wird eine Krankheit »natürlich« durchgestanden, hat dies selbstverständlich auch positive Auswirkungen auf den Schlaf.

Was die übererregbaren, die »nervösen« Kinder betrifft, so habe ich die Erfahrung gemacht, daß dies oft phantasievolle Kinder sind, die später eine besondere schöpferische Begabung zeigen. Mir erscheint es fragwürdig, diese Kinder durch Schlafmittel oder gar Psychopharmaka in ihrer »Eigenartigkeit« zu beeinflussen, denn es gibt neben der Reduzierung der äußeren Reize genügend natürliche Heilmittel. Bei den Zappelphilipp-Kindern beispielsweise kann das Medikament *Zincum valerianicum D6* – dreimal täglich

5 Tropfen vor dem Essen, über einen Zeitraum von einem Vierteljahr verabreicht – eine beachtliche Einschränkung der motorischen Übererregbarkeit bringen.

Homöopathika helfen, die Nervosität abzubauen

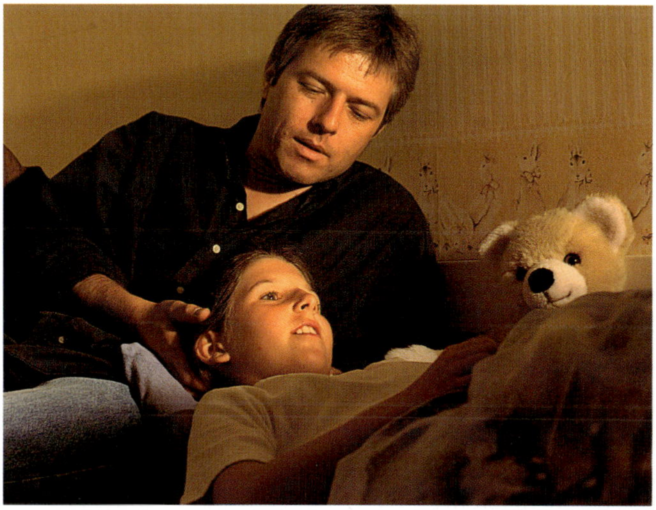

Das allabendliche Gespräch hilft allen Kindern, ruhigen wie nervösen, das am Tag Erlebte zu verarbeiten.

Der Tagesausklang – für alle Kinder wichtig
Beenden Sie den Tag immer mit einem abendlichen Zwiegespräch (Seite 17). Die wichtigsten Tagesereignisse sollten noch einmal als Bild in der Erinnerung stehen; Schönes sollte besprochen, Richtiges gelobt werden, es sollte wenig getadelt, jedenfalls immer verziehen werden.
Ein Gebet oder Lied schließt die kleine, intime, für jedes Kind gesonderte »Feier« ab. Man kann sich als Erwachsener kaum vorstellen, wie positiv, wie heilend die Kräfte sind, die von einer solchen elterlichen Hilfe vor Eintritt in die Schlafwelt ausgehen.
Sie brauchen sich auch nicht zu scheuen, von dem schützenden Wirken der Engel zu sprechen; für die meisten Kinder sind Engel Wirklichkeit, und sie sind dankbar, wenn Erwachsene an ihrer Welt ohne Schmunzeln oder gar Spott teilnehmen.

Schlaftees für Kinder
Als praktische Hilfen stehen Ihnen einige gute *Teemischungen* zur Verfügung

Tee als Einschlafhilfe

- Eine Mischung für übersensible Kinder:
Melissenblätter 10,0
Baldrianwurzel 10,0
Lavendelblüten 10,0
Malvenblüten 5,0
Orangenblüten 5,0

Tee als Verdauungshilfe

- Für etwas füllige Kinder mit Schlafstörungen:
Lavendelblüten 10,0
Melissenblätter 10,0
Baldrianwurzel 10,0
Fenchelkraut 10,0
Fenchelsamen 5,0
Kümmelsamen 5,0
- Zubereitung und Anwendung der beiden Teemischungen:
1/2 Teelöffel der Mischung mit 1 Tasse kochendem Wasser überbrühen, 10 Minuten ziehen lassen, danach abseihen.
Am Abend vor dem Abendessen 1 Tasse.

Honig im Tee fördert das Einschlafen

Es ist gut, wenn dem Tee 1 Löffel Honig (ab dem 9. Lebensmonat) zugegeben wird; durch die sofortige Resorption des Honigs wird der Blutzuckerspiegel erhöht, was das Einschlafen fördert.
Weglassen müssen Sie den Honig jedoch dann, wenn das Kind wohl rasch einschläft, aber schon nach zwei Stunden wieder hellwach ist.

Homöopathika können helfen
Das richtige homöopathische Mittel muß der erfahrene Arzt nach einzelnen Besonderheiten der Schlafstörung auswählen – beispielsweise »Ängstlichkeit um Mitternacht«, »Schwitzen im ersten Schlaf«, »Wacht auf und will sofort spielen«, »Wacht auf und schreit sofort« oder Mondphasenabhängigkeiten und vieles andere mehr.

Den Arzt fragen

All die Kinder, die am Tag zuwenig oder zu langsam in ihr Wachbewußtsein kommen oder mehr oder weniger träumend in den Tag hineinleben (meist schlafen sie auch unruhig), bedürfen einer genauen ärztlichen Untersuchung; die Ursachen können mannigfaltig sein.

Übrigens: Schon manches Kind hat wieder gut geschlafen, nachdem man dem Bett im Zimmer einen anderen Platz gegeben hatte.

Schulkopfschmerz
Der Kopfschmerz, der mehr oder weniger intensiv während der Unterrichtsstunden auftritt, ist oft bei nervösen, aber geistig regen Kindern zu beobachten, deren Konzentrationsfähigkeit sich rasch erschöpft. Er kann auch Ausdruck von verstecktem Kummer und Sorgen sein!
Ein sehr bewährtes homöopathisches Mittel für diese Fälle:
• *Acidum phosphoricum D12* – einmal täglich 5 Tropfen.

Konzentrationsstörungen
Die häufigste Klage der Eltern ist die, daß sich ihre Sprößlinge nicht richtig und vor allem nicht lang genug auf eine Sache konzentrieren können – ob es Schularbeiten sind oder Bastelarbeiten, Lesen oder das Spielen mit Gleichaltrigen. Natürlich gibt es für diese Störungen vielerlei Ursachen, die gerade während der ersten Schuljahre und der damit verbundenen sehr raschen Entwicklungen besonders stark ins Gewicht fallen. Zunächst muß man sich die Frage beantworten, wie stark das Kind vom Wichtigen abgelenkt wird durch Unwichtiges und Schädliches – angefangen bei Dauermusik- und Fernsehberieselung bis hin zu allzu ehrgeizigen elterlichen Leistungsforderungen. Schon das Gespräch mit einem Arzt oder einem Kinderpsychologen über diese Störungen kann manches klären.

Nascht Ihr Kind?
Amerikanische Forscher berichten von konzentrationsschädigenden Auswirkungen der Lebensmittelfarbstoffe, speziell in Süßwaren, zum Beispiel in Gummibärchen. Überprüfen Sie also bitte, ob Ihr Kind nascht, und wenn ja, was es so alles zwischendurch in den Mund steckt.

Möglichst wenig Reizstoffe
Aber auch mit der Vollwerternährung (Seite 29) und der Einschränkung von Reizstoffen wie Kaffee, Tee, Cola können Sie Ihrem Kind helfen. Als Dauergetränk

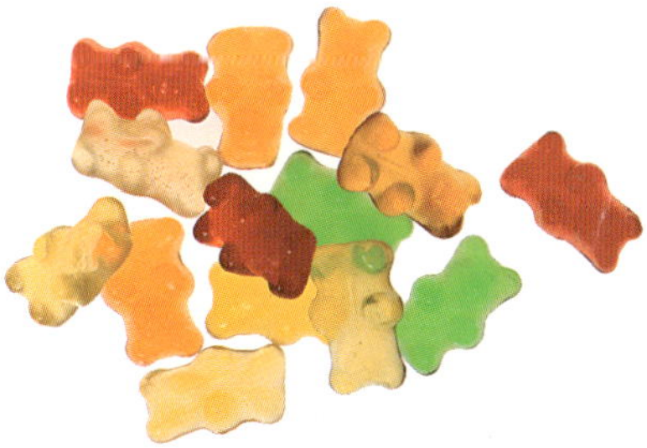
Knallbunte Gummibärchen können künstliche Lebensmittelfarbstoffe enthalten – bitte denken Sie daran.

bieten sich Heilpflanzen-Tees an, zum Beispiel Malve, Johanniskraut oder Melisse, auch gemischt mit Hagebutte oder Orangenblüten (Rezepte Seite 33).
Auf die ausgleichende Wirkung künstlerischen Tuns in Form von Malen, Zeichnen, Musizieren und Tanzen möchte ich besonders hinweisen.

- Das Kombinationspräparat *Ferrum praeparatum compositum* (Weleda) hilft ausgezeichnet: dreimal täglich 10 Tropfen über eine längere Zeit, das heißt mindestens ein halbes Jahr lang, einnehmen.

Diese Übung kann helfen

Auf relativ einfache Konzentrationsübungen möchte ich Sie auch hinweisen: Zum Beispiel abends im Bett liegend eine Minute lang einen an die Decke gemalten etwa einen Zentimeter großen Punkt betrachten und dabei langsam lernen, alle Gedanken, die diese Betrachtung stören, abzuwehren. Das ist für ein konzentrationsgestörtes Kind zunächst sicher eine schwierige Aufgabe, die Sie ihm jedoch mit viel Liebe und Geduld erleichtern können. Setzen Sie sich die ersten Male ruhig auf die Bettkante, halten Sie die Hand Ihres Kindes in der Ihren, versuchen auch Sie, ganz ruhig zu werden.
Nach einiger Zeit wird Ihr Kind aus der Erfahrung lernen, wie wirkungsvoll diese Übung ist, und es wird Ihre Hilfe nicht mehr benötigen. Bei vielen Kindern wurden damit erstaunliche Verbesserungen ihrer Konzentrationsfähigkeit erreicht – sicher hilft es auch Ihrem Kind.

Der Punkt an der Decke

Seelische Konflikte

Der Kinderpsychologe Ernst Müller-Eckhardt weist in seinem Buch »Das unverstandene Kind« vor allem darauf hin, daß »ein leistungsfähiges Gedächtnis eng verkoppelt ist mit der Tatsache, daß innere Konflikte glatt und ständig verarbeitet werden!« Und er fährt fort: »Werden seelische Konflikte nicht aufgelöst, stauen sie sich gar, vertiefen sie sich, werden sie verdrängt, dann kann ein bisher glänzendes Schülergedächtnis ohne weiteres versagen.«

Gedächtnisschwäche und Angst

Wir wissen es alle: Viele Kinder leiden unter dem Ehrgeiz ihrer Eltern. Nichterfüllte oder nicht erfüllbare Leistungserwartungen lassen Furcht, Angst, Gewissenskonflikte und innere Not entstehen.

Durch Ehrgeiz der Eltern

Die Behandlung muß also bei den Eltern einsetzen. Auch hier kann in vielen Fällen bereits ein beratendes Gespräch mit entsprechend geschulten Persönlichkeiten, also Kinderpsychologen oder -therapeuten, helfen. Viel auffangen läßt sich durch eine Umstellung der leistungsbewußten Erziehung, wie sie von unseren Schulen ja leider fast nur praktiziert wird, auf eine schöpferische Erziehung, in der das künstlerische Element – Malen, Musizieren, tänzerische Bewegung – im Vordergrund steht.

Mögliche Ursache

Das fast immer den Säuglingen verabreichte Vitamin D, heute in Verbindung mit Fluor, bewirkt ohne Zweifel eine starke Verknöcherung des Skeletts und eventuell auch eine Härtung des Zahnschmelzes. Die verstärkte Mineralisierung jedoch findet nicht nur in den Knochen, sondern ebenso in Sehnen, Muskeln und Gefäßen statt. Es ist leicht vorstellbar, daß dadurch die Elastizität und auch die Bildungs- und die Wandlungsfähigkeit eines Menschen eingeschränkt werden können. Sicher lohnt es sich, die homöopathische Rachitisprophylaxe (Seite 115) auch einmal unter diesem Gesichtspunkt zu beurteilen.

Gesunde Kinder, die fröhlich miteinander spielen – welche Eltern wünschen sich das nicht.

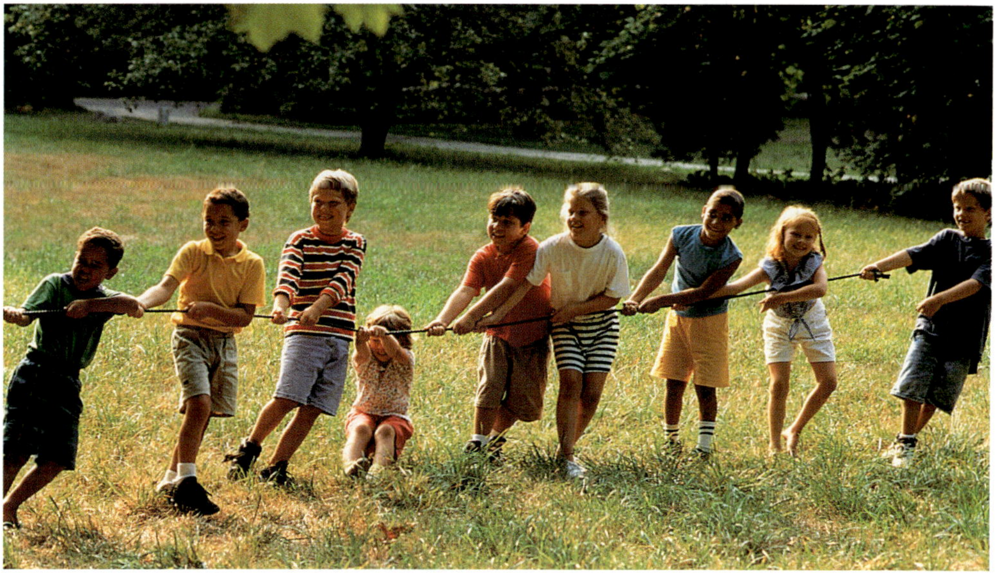

Die not-wendige Vorbeugung

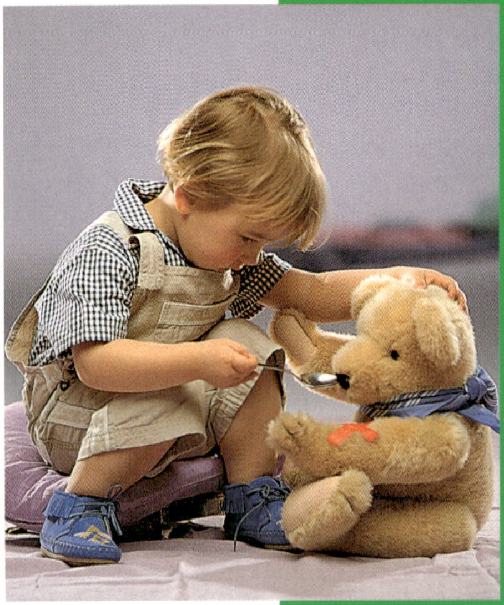

Je früher eine Erkrankung erkannt wird, desto besser läßt sie sich behandeln. Daher sollten Sie mit Ihrem Kind regelmäßig zur Vorsorgeuntersuchung gehen – auch wenn es sich gut entwickelt und einen völlig gesunden Eindruck macht. Dabei können Sie mit Ihrem Arzt auch über prophylaktische Medikamente und notwendige Impfungen sprechen.

Rachitisprophylaxe

Bei einem gestillten Säugling wird sich in der Regel kaum eine **Rachitis** entwickeln. Durch die Umweltverschmutzung auch der Atmosphäre jedoch ist mancherorts die Sonneneinstrahlung so verändert, daß selbst bei optimaler Ernährung eine Störung im Knochenaufbau vorkommen kann. Denn die Intensität des Sonnenlichts spielt bei der Bildung wichtiger Vitamine, die der Körper zur Abwehr dieser Störung braucht, eine große Rolle. Daher wurde die »Vigantol-prophylaxe« eingeführt, die jedoch die Gefahr einer zu raschen und zu starken Mineralablagerung in den Knochen, aber auch in Sehnen, Muskeln und Gefäßen, in sich birgt. Ein vorzeitiges Verhärten, also ein Verkalken einzelner Organe könnte die Folge sein. Mit anderen Worten: Es findet ein vorgezogener Alterungsprozeß statt.

Rachitis: *Störung des Knochenwachstums durch Mangel an Vitamin D*

Aus diesem Grunde wurde von einigen homöopathisch therapierenden Kinderärzten eine Rachitisprophylaxe mit natürlichen Substanzen entwickelt: die beiden von der Firma Weleda hergestellten Produkte *Apatit/Phosphor compositum und Conchae/Quercus compositum.* Diese Mittel sollten jedem Säugling mindestens während des ersten Lebensjahres, einigen auch länger, täglich regelmäßig zugeführt werden.

Vorbeugung mit homöopathischen Mitteln

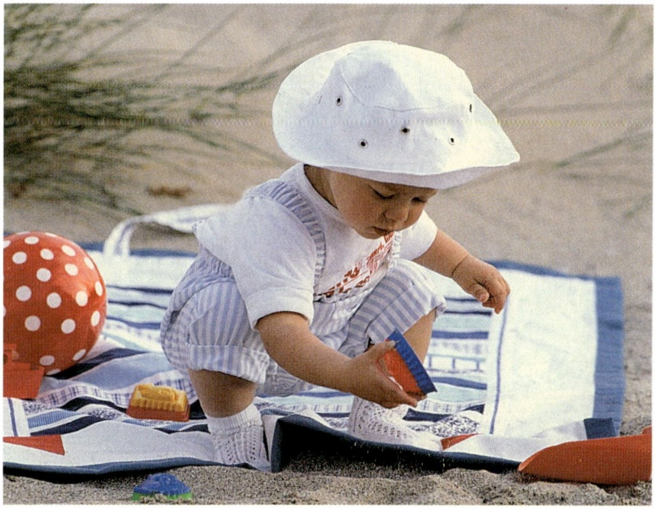

Lassen Sie Ihr Kind so oft wie möglich in der Sonne spielen, aber immer mit ausreichendem Sonnenschutz.

Regelmäßig zum Kinderarzt

Trotz dieser Vorbeugung ist es notwendig, den Säugling im ersten Lebensjahr alle sechs Wochen dem Kinderarzt vorzustellen; nur so ist garantiert, daß erste Anzeichen einer Rachitis sofort erkannt und behandelt werden können.

Impfungen

Eine Impfung soll Schutz vor beziehungsweise Abschwächung von infektiösen Krankheiten bewirken. Die Entscheidung für oder gegen eine Impfung kann nur individuell in einem ausführlichen Gespräch von Eltern und Arzt getroffen werden. (Es sollten bei solchen Gesprächen immer Mutter und Vater beteiligt sein.)
Die Pockenschutzimpfung wird heute nicht mehr angeboten; seit 1979 ist weltweit kein Erkrankungsfall bekanntgeworden.

Die Tetanus-Impfung ist unerläßlich

Zur Tetanusimpfung ist unbedingt zu raten, da einerseits schon die kleinste unbeachtete Verletzung eine Infektion hervorrufen kann, andererseits die therapeutischen Möglichkeiten bei der Erkrankung an Wundstarrkrampf fast gleich Null sind. Die Impfung verläuft ohne Komplikationen.
Als ersten Termin für die Tetanus-Impfung halte ich den zehnten Lebensmonat für früh genug, zuvor ist die Wahrscheinlichkeit einer Verletzung extrem gering. Es ist von großer Bedeutung für die Entwicklung eines Säuglings, daß in der ersten Lebenszeit möglichst wenig Manipulationen stattfinden – jede Impfung bedeutet einen erheblichen Eingriff in das Lebensgefüge. Denn zur Herstellung einer Immunität, was ja der Sinn der Impfung ist, muß die Erkrankung, wenn auch in sehr abgeschwächter Form, durchgemacht werden.
Übrigens: Der Schutz gegen Tetanus ist für Erwachsene genauso wichtig wie für Kinder. Überprüfen Sie Ihren Impfschutz einmal (Impfpaß) – bei vielen Erwachsenen liegt die letzte Impfung mehrere Jahrzehnte zurück.

Mögliche Impfungen für Kinder:

- *Tetanus (Wundstarrkrampf)*
- *Tbc (Tuberkulose)*
- *Diphtherie*
- *Keuchhusten (Pertussis)*
- *Kinderlähmung (Poliomyelitis)*
- *Masern*
- *Mumps*
- *Röteln*
- *Grippe*

Weitere Impfungen

Diese Impfungen führe ich je nach Situation oder auf Wunsch durch:

Tuberkulose

Die Impfung gegen Tuberkulose führe ich durch, wenn in der Familie eine offene Tbc bekannt ist. Ist das nicht der Fall, dann benötigen Kinder die Impfung nicht, da die Ansteckungswahrscheinlichkeit sehr gering ist, die therapeutischen Möglichkeiten sehr groß sind und die Impfung nicht ohne Problematik ist.

Diphtherie – in Kombination mit Tetanus

Möglich ist die Impfung gegen Diphtherie (Seite 82), eine früher gefürchtete Krankheit, die heute nur noch selten zu beobachten ist. In jüngster Zeit wird wieder von einigen Erkrankungsfällen berichtet. Diese Impfung sollte tunlichst mit der Tetanus-Impfung kombiniert werden.

Schluckimpfung gegen Kinderlähmung

Ganz ohne Zweifel ist die Kinderlähmung durch die weltweite Polio-Schutzimpfung zur Seltenheit geworden. Doch sind auch Nebenwirkungen der »Schluckimpfung« bekannt, angefangen bei Verdauungsstörungen über Appetitlosigkeit, psychische Veränderungen bis hin zu Lähmungen. (Die Krankheitserreger sind neurotrope Viren, das heißt Viren, die die Nervenzellen befallen.) Eine sinnvolle Ernährung mit qualitativ guter Kost und Reduzierung des Zuckerkonsums (Seite 29, 30) hat mit Sicherheit eine Verminderung der Anfälligkeit diesen und anderen Krankheitserregern gegenüber zur Folge. Wenn jedoch Angst, Unsicherheit oder große elterliche Meinungsdifferenzen bestehen, dann rate ich dazu, das Kind impfen zu lassen.

Ob Ihr Kind beziehungsweise wogegen es geimpft werden soll, müssen Sie gemeinsam mit Ihrem Kinderarzt entscheiden

Röteln-Impfung bei Mädchen

Bei Mädchen, die nach der Pubertät nachweislich (durch Titerbestimmung in einem medizinischen Labor) keine Antikörper gegen Röteln (Seite 81) entwickelt haben, kann die Impfung durchgeführt werden. Nebenwirkungen der Rötelnimpfung sind meines Wissens bisher nicht bekannt.

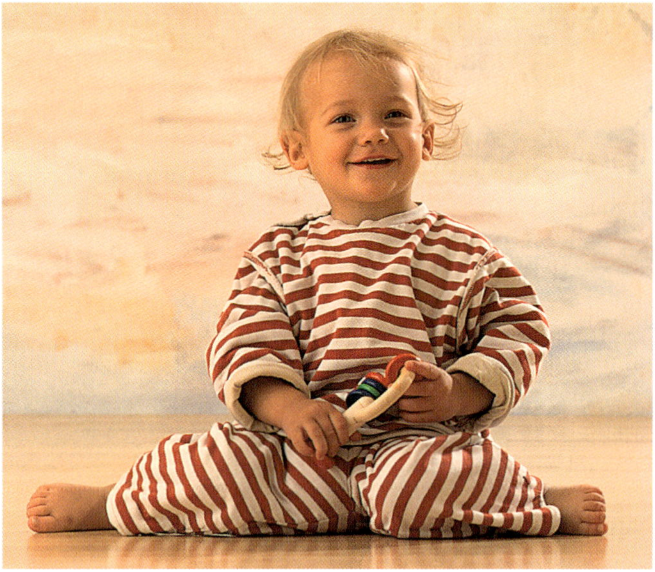

Das Verhalten der Eltern trägt entscheidend dazu bei, daß ein Kind Selbstsicherheit und Optimismus entwickelt und so auch mit Krankheiten besser fertig wird.

Grippeimpfung nur in besonderen Fällen
Masern, Keuchhusten, Mumps, Grippe – diese Impfungen, über deren Durchführung ich erst nach eingehender Untersuchung des Kindes entscheide, nehme ich in der Regel nicht vor. Diese Einstellung werden Sie verstehen, wenn Sie die entsprechenden Kapitel in diesem Buch noch einmal nachlesen.
Der Wert der Grippe-Impfung wird verschiedenenorts in Frage gestellt. Die anfänglich enthusiastischen Beurteilungen sind nüchternen Überlegungen gewichen, so daß von offizieller Seite die Grippe-Impfung nur noch für solche Menschen vorgesehen ist, bei denen wegen Alter oder besonderer Erkrankungen eine Grippe Lebensgefahr bedeuten könnte.

Wenn Sie mehr über Impfungen wissen möchten, kann ich Ihnen die Schrift von Goebel und Bockemühl (Seite 120) empfehlen. Die Verfasser beenden ihre Ausführungen mit einem Satz, den ich gern zitieren möchte:
»Wie auch immer die Entscheidung der Eltern und des Arztes für oder gegen eine Impfung ausfällt: es muß eine verantwortliche, überlegte, individuelle Entscheidung sein.«

Das gehört in die Hausapotheke

Wenn Sie Ihre Hausapotheke mit diesen Mitteln und Utensilien ausstatten, sind Sie für die häufigsten Erkrankungen Ihres Kindes gut gerüstet. Welches Heilmittel geeignet ist und wie Sie es anwenden, lesen Sie bitte bei den entsprechenden Krankheiten und Beschwerden nach.

- Arnika-Essenz
- Calendula-Essenz
- Calendula-Öl
- Calendula-Salbe
- Combudoron-Essenz
- Wund- und Brandessenz
- Wund- und Brandgel
- Baldrian-Tinktur
- Echinacea-Tinktur
- Johanniskraut Öl-Auszug (»Rotöl«)
- Fenchelsamen
- Heidelbeeren, getrocknet
- Kamillenblüten, Pfefferminze
- Kümmelöl
- Lindenblüten
- Kaffeekohle
- Salbei-Tinktur (Salvia officinalis 10 %)
- Gummiklistier
- Fieberthermometer
- Splitterpinzette
- Schere
- Heftpflaster
- Wundschnellverband
- Verbandspäckchen
- Mullbinden
- Augenklappe
- Lederfingerling
- Aconit D6
- Apis/Levisticum D3/D4 (Wala)
- Arnika D6
- Belladonna D6
- Bolus alba cps. (Wala)
- Chamomilla cps. Supp. (Weleda)
- Eupatorium D6
- Ferrum phosphoricum D6
- Ferrum phosphoricum cps. (Weleda)
- Gelsemium D6
- Viburcol Supp. (Heel)
- Zinnober cps. (Weleda)
- für »Fortgeschrittene«: homöopathische Taschenapotheke, die Sie in jeder Apotheke erhalten (Seite 122).

Zum Nachschlagen

Bücher, die weiterhelfen

Cramm, Dagmar von, *Kochen für Babys;* Gräfe und Unzer Verlag, München.

Cramm, Dagmar von, *Für Kleinkinder;* Gräfe und Unzer Verlag, München.

Cramm, Dagmar von/Schmidt, Prof. Dr. med. Eberhard, *Unser Baby;* Gräfe und Unzer Verlag, München.

Feldenkrais, Moshé, *Bewußtheit durch Bewegung;* Verhaltensphysiologie oder Erfahrungen am eigenen Leib. Suhrkamp Verlag, Frankfurt.

Flade, Dr. med. Sigrid, *Allergien natürlich behandeln;* Gräfe und Unzer Verlag, München.

Flade, Dr. med. Sigrid, *Neurodermitis natürlich behandeln;* Gräfe und Unzer Verlag, München.

Flade, Dr. med. Sigrid, *Nahrungsmittel-Allergie natürlich behandeln;* Gräfe und Unzer Verlag, München.

Glas, Norbert, *Lebensalter des Menschen, Band 1, Frühe Kindheit;* Mellinger Verlag, Stuttgart.

Goebel, Wolfgang, und Johannes Bockemühl, *Zu den Impfungen,* Beratungen aus der Kinderabteilung des Gemeinnützigen Gemeinschaftskrankenhauses Herdecke; zu beziehen über Frau R. Klode, Egge 11, 58313 Herdecke (bitte 1,- DM Rückporto in Briefmarken).

König, Karl, *Die ersten drei Jahre des Kindes;* Fischer Verlag, Frankfurt.

Kötschau, Karl, *Gewaltfreie Medizin;* Triltsch Verlag, Düsseldorf.

Kurz, Marey, *Vollwertkost, die Kindern schmeckt;* Gräfe und Unzer Verlag, München.

Lange, Petra, *Hausmittel für Kinder;* rororo Sachbuch 8384.

Kurz, Marey, *Vollwertküche – schnell und leicht;* Gräfe und Unzer Verlag, München.

Lievegoed, Bernardus C., *Entwicklungsphasen des Kindes;* Mellinger Verlag, Stuttgart.

Mommsen, Helmut, *So bleibt mein Kind gesund;* Haug Verlag, Heidelberg.

Müller-Eckhard, Hans, *Das unverstandene Kind;* Klett-Cotta, Stuttgart.

Müller-Wiedemann, Hans, *Mitte der Kindheit;* Verlag Freies Geistesleben, Stuttgart.

Pahlow, Mannfried, *Das große Buch der Heilpflanzen;* Gräfe und Unzer Verlag, München.

Renzenbrink, Udo, *Ernährung unserer Kinder;* Verlag freies Geistesleben, Stuttgart.

Rittinger, Eva, *Süßes aus der Vollwertküche;* Gräfe und Unzer Verlag, München.

Rittinger, Eva, *Vegetarisch kochen – Köstlich wie noch nie;* Gräfe und Unzer Verlag, München.

Schlenz, Maria, *Die Schlenz-Kur;* Kaffke Verlag, Heidelberg.

Schmidt, Sigrid, *Bach-Blüten für Kinder;* Gräfe und Unzer Verlag, München.

Symbioselenkung (Merkblatt für mikrobiologische Therapie), zu beziehen über Arbeitskreis für mikrobiologische Therapie, Kornmarkt 34, 35745 Herborn (bitte 1,- DM Rückporto in Briefmarken).

Steiner, Rudolf, *Die Erziehung des Kindes vom Gesichtspunkt der Geisteswissenschaft;* Rudolf Steiner Verlag, Basel/Dornach.

Steiner, Rudolf/Wegmann, Ita, *Grundlegendes für eine Erweiterung der Heilkunst nach geisteswissenschaftlichen Erkenntnissen;* Rudolf Steiner Verlag, Basel/Dornach.

Stumpf, Werner, *Homöopathie für Kinder;* Gräfe und Unzer Verlag, München.

Triebel-Thome, Anna, *Feldenkrais, Bewegung – ein Weg zum Selbst;* Gräfe und Unzer Verlag, München.

Vögeli, Adolf, *Das ABC der Gesundheit;* Haug Verlag, Heidelberg.

Wilmar, Frits, *Wie wirken Rundfunk und Fernsehen auf Kinder?;* Mellinger Verlag, Stuttgart.

Zur Linden, Wilhelm, *Geburt und Kindheit;* Klostermann Verlag, Frankfurt.

Adressen, die weiterhelfen

Adressen von Naturheilärzten und Naturheilkliniken können Sie bei folgenden Kontaktstellen erfragen:

Hufeland Gesellschaft für Gesamtmedizin e. V., Ortenauerstraße 10, 76199 Karlsruhe
Deutscher Zentralverein homöopathischer Ärzte e. V., Alte Steige 3, 72213 Altensteig
Bundesverband Patienten für Homöopathie, Lange Straße 42, 37181 Hardegsen
Gesellschaft anthroposophischer Ärzte e. V., Trossinger Straße 53, 70619 Stuttgart
Gesellschaft der Ärzte für Erfahrungsheilkunde e. V., Fritz-Frey-Straße 21, 69121 Heidelberg
Projekt Patienteninformation für Naturheilkunde c/o UFA-Fabrik, Viktoriastraße 13–18, 12105 Berlin
Förderverein Natur und Medizin e.V. in der Carstens-Stiftung, Barkhovenallee 1, 45239 Essen
Verein für anthroposophisches Heilwesen e.V. und Europäischer Verbraucherverband für Naturmedizin, Johannes-Kepler-Straße 56–58, 75378 Bad Liebenzell
Arbeitsgemeinschaft Allergiekrankes Kind e. V., Hauptstraße 29, 35745 Herborn
Arbeitskreis überaktives Kind (früher: Phosphat-Liga), Dieterichsstraße 9, 30159 Hannover
Zentrum zur Dokumentation für Naturheilverfahren (ZDN), Hufelandstraße 56, 45147 Essen
Zentralverband Ärzte für Naturheilverfahren, Alfredstraße 21, 72250 Freudenstadt
Gegen Voreinsendung von DM 5,- in Briefmarken erhalten Sie bei schriftlicher Anforderung eine Liste der Ärzte und Zahnärzte für Naturheilverfahren.

Eine homöopathische Notfallapotheke für Kinder (Seite 64) mit den 20 für den Notfall wichtigsten Einzelmitteln können Sie beziehen über die Kurapotheke 83043 Bad Aibling, Bahnhofstraße 8.

Beschwerden- und Sachregister

Wichtiger Hinweis
Die von den Autoren der Reihe »Naturmedizin heute« vertretenen Auffassungen in bezug auf Krankheiten und ihre Behandlung weichen teilweise von der allgemein anerkannten medizinischen Wissenschaft ab. Jeder Leser ist aufgefordert, in eigener Verantwortung zu entscheiden, ob und inwieweit die in diesem Buch dargestellten Naturheilverfahren und Naturheilmittel für ihn eine Alternative zur »Schulmedizin« darstellen.
Wann ist eine Selbstbehandlung möglich?
In diesem Abschnitt des Buches ist erklärt, wann Eltern in eigener Verantwortung handeln können und wann ein Arzt zu Rate gezogen werden muß (Seite 62); bitte halten Sie sich an diese Ausführungen.

Redaktion:
Doris Schimmelpfennig-Funke

Lektorat:
Dr. Dörte Otten

Bildredaktion:
Christine Majcen-Kohl

Layout und Umschlaggestaltung:
Heinz Kraxenberger

Produktion:
Susanne Mühldorfer

Satz und Herstellung:
Easy Pic Library

Repro:
Fotolito Longo

Druck und Bindung:
Druckerei Auer

ISBN 3-7742-3539-2

Auflage 3.
Jahr 99

Bildnachweis:
CMA: Seite 29; Ken Fisher/Tony Stone: Seite 90; Ch. Grusa: Seite 25, 60, 100, 114; Gudrun Kaiser: Seite 31, 73, 84, 97; Ulla Kimmig: Seite 17, 89; Birgit Koch/Bavaria: Seite 10; Hans Laux: Seite 34, 39, 40 oben, 41, 42; Michael Leis: Seite 57; Mauritius-Viktoria: Seite 19; Nestlé Aléte GmbH: Seite 115; Poehlmann/Mauritius: Seite 55; Rapso: Seite 35; Hans Reinhard: Seite U2/1, 7, 22, 38, 40 unten, 44, 69; Sigrid Reinichs: Seite 2, 12, 14, 66, 85, 102, 118; P. Royd/ Bavaria: Seite 21; Thomas v. Salomon: Seite 71; Norbert Schäfer Pictures: Seite U1, 2, 3, 4, 16, 65, 106; Studio Schmitz: Seite 30, 45, 58, 64, 68, 91; Stock Market: Seite 113; Teubner: Seite 87; Isabella Valdivieso: Seite 111; Alexander Walter: Seite 109; Georg Wunsch: Seite 27, 94